心理咨询与治疗100个关键点译丛

100 KEY POINTS

Rational Emotive Behaviour Therapy:
100 Key Points & Techniques

理性情绪行为疗法
100个关键点与技巧

（原著第三版）

（英）温迪·德莱顿（Windy Dryden）
（英）迈克尔·尼南（Michael Neenan）　著
于泳红　魏清照　译

全国百佳图书出版单位

化学工业出版社

·北 京·

北京市版权局著作权合同登记号：01-2022-2078

图书在版编目(CIP)数据

理性情绪行为疗法：100个关键点与技巧/（英）温迪·德莱顿（Windy Dryden)，（英）迈克尔·尼南（Michael Neenan)著；于泳红，魏清照译.—北京：化学工业出版社，2022.8

（心理咨询与治疗100个关键点译丛）

书名原文：Rational Emotive Behaviour Therapy：100 Key Points & Techniques

ISBN 978-7-122-41315-4

Ⅰ.①理… Ⅱ.①温… ②迈… ③于… ④魏… Ⅲ.①精神疗法 Ⅳ.①R749.055

中国版本图书馆CIP数据核字（2022）第071967号

责任编辑：赵玉欣　王　越
责任校对：王　静
装帧设计：关　飞

出版发行：化学工业出版社
　　　　　（北京市东城区青年湖南街 13 号　邮政编码 100011）
印　　装：大厂聚鑫印刷有限责任公司
710mm×1000mm　1/16　印张18　字数244千字
2022 年 9 月北京第 1 版第 1 次印刷

购书咨询：010-64518888
售后服务：010-64518899
网　　址：http://www.cip.com.cn
凡购买本书，如有缺损质量问题，本社销售中心负责调换。

定　　价：59.80元　　　　　　　版权所有　违者必究

《理性情绪行为疗法：100 个关键点与技巧》呈现了理性情绪行为疗法（REBT）的 100 个主要特征，以帮助治疗师 ❶ 提升实操水平。

结合 REBT 领域发生的变化，新版做了全面的更新，内容与作者的思想更加一致。作者所提炼的这些关键点来自他们在培训和督导理性情绪行为疗法新手治疗师时的实践经验。本书以介绍 REBT 的基础知识开篇，全面覆盖了以下所有关键的主题：

● 工作联盟的相关事宜；

● 教导事宜；

● 处理对 REBT 的误解；

● 鼓励来访者致力于改变；

● 处理妨碍来访者改变的障碍；

● 创造性地使用 REBT。

本书力求简洁、实用，对接受培训的或实践中的心理治疗师和咨询师非常有帮助，相信通过阅读本书他们能充分地理解 REBT。

---

❶ 本书中将 therapist 译为"治疗师"，therapy 译为"治疗"，但其也可理解为"咨询师"和"咨询"。

作者简介

　　温迪 · 德莱顿（Windy Dryden）是理性情绪行为疗法（REBT）的国际权威，至今已从事心理治疗工作超过 45 年，撰写和编辑了超过 235 本书。

　　迈克尔 · 尼南（Michael Neenan）是布莱克西区教练中心和压力管理中心副主任，英国行为与认知心理治疗学会（BABCP）会员，撰写和编辑了超过 25 本书。

序

刚刚过去的 8 月，在美丽的颐堤港，我和 60 位心理咨询师一起参加了两天非常具备实操特点的个案技术工作坊，在工作坊上大家一致认识到一个人的情绪（feeling）和身体的感受（sensation）会带来对自我的觉察，而觉察会带来改变的计划，改变计划会引发行动，行动会带来来访者期待的结果。这让我们再次看到在临床治疗领域非常具有影响力的理性情绪疗法（rational-emotive therapy, RET）创始人埃利斯从人类如何受到事件结果的困扰入手，带领大家看到不合理认知是如何毫无觉察地给我们带来痛苦的。于泳红老师带领团队对《理性情绪行为疗法：100 个关键点与技巧》的新版本进行了翔实而且专业的翻译工作，给所有从事临床心理咨询和治疗工作的专业同行带来极其宝贵的学习资源。

我们知道在人类面临的痛苦当中，从觉察到改变行为中间有一道鸿沟。《理性情绪行为疗法：100 个关键点与技巧》从工作联盟导入，充分利用了来访者的人际关系模式，通过温和面质来访者建立反思过程，始终以目标为导向，有意运用来访者使用的语言特点和习惯，致力于从认知到态度改变，最终达成来访者获得想要的结果。本书对于理性情绪行为疗法的工作模型、治疗原则以及具体的技术进行了详细的介绍。同时，本书也对于通常人们对于理性情绪行为疗法的误解给予了非常好的回应。比如说理性情绪行为疗法的模型虽然简单但不是简化，也就是说其工作简单却不容易；理性情绪行为疗法也非常重视来访者的情绪以及咨访关系的建立，其结构化的工作方法并非把来访者放到一个僵化的固有框架中，而是真正在咨询中与来访者达成共同理解的基础；尽管理性情绪行为疗法非常关注来访者认知与态度的改变，但是仍然以来访者为中心，来访者的情绪、信念、认知和行为处处都可以着手，处处都可以深入工作，所以理性情绪行为疗法模型是一个灵活的工作模型。

本书对于理性情绪行为疗法的技术也进行了非常详细的介绍，比如作为理性情绪行为疗法咨询师，始终要保持敏感和觉察，寻找隐藏在来访者言行举止中的僵化的态度，工作重点聚焦于强化来访者的改变，而不仅仅是满足来访者获得赞许的需求。尊重一元化原则，评估来访者的"元心理困扰"并进行酌情处理。与此同时，理性情绪行为疗法鼓励来访者在改变中前行，而不是仅仅停留在问题部分，也不会对问题深挖和主观假设。理性情绪行为疗法鼓励来访者参与和产生与改变相关的任务的建构，并且使用自助量表等治疗工具。同时理性情绪行为疗法遵循着"better enough"的原则，"一个人会被过去影响，但不会被过去决定"是极其有力量的态度，这个态度允许来访者向着自己想要的未来全力以赴去产生改变和进步。

与此同时，本书对于咨询中的一些困难和障碍也进行了详细的分析，提醒咨询师在咨询实务的过程中，咨询师和来访者双方都有可能把一些僵化的态度带入治疗中，通过双方的合作形成新的灵活的态度，识别并解决治疗中的阻碍。另外，理性情绪行为疗法的作者本着与时俱进的原则，在第九部分单独提到在单次会面治疗过程中如何使用理性情绪行为疗法，由此将理性情绪行为疗法带入极简治疗的领域。本书对于咨询师的个人成长也给予十分中肯的建议，每位咨询师都需要在专业设置上对自己提出更高的要求，并且建立个人的治疗风格，在遇到困难案例的时候，本着来访者利益最大化的原则，积极寻求督导并灵活运用转介资源。作者还建议当一个咨询师秉承理性情绪行为疗法工作时，应该有意识地在生活中应用理性情绪行为疗法哲学理念、核心原则以及技术，把理性情绪行为疗法幻化成肌肉记忆达到合一的境界。

此外，新版《理性情绪行为疗法：100 个关键点与技巧》作者在原版基础上对传统术语进行了更新：首先，用"态度"一词代替"信念"来描述核心认知；其次，使用"灵活／非极端"和"僵化／极端"代替"理性"和"非理性"来描述"态度"。

　　随着社会的发展、科技的进步，认知行为疗法越来越多地被运用到不同领域的在线服务和自助软件研发当中，由此理性情绪行为疗法的未来也具有更大的应用发展和创新的空间，它也是心理咨询师和治疗师需要去了解和学习的一个流派。在此诚心正意，推荐给大家。

赵然
中央财经大学心理系教授
国际 EAP 协会中国分会主席
中国心理学会注册督导师
中国心理卫生协会首批认证督导师

2022 年 8 月于北京

前言

在本书中，我们呈现了 100 个关键点，以帮助理性情绪行为治疗师提升实操水平。这些关键点不仅来自我们自己的工作实践，也来自我们在培训和督导新手治疗师时的经验。

在开展理性情绪行为疗法（REBT）的多年实践中，我们一直致力于在两个方面发展该疗法，这都将在本书中得以呈现。首先，我们一直鼓励大家以创造性的方式运用这一治疗体系，即让来访者充分地参与到情感体验之中；第二，我们一直热衷于把 REBT 的有效实践建立在牢固的总体治疗原则之上，特别是利用最近关于工作联盟方面的成果。后者将贯穿全书，特别是在开篇部分。此外，我们的想法受到了艾德·鲍丁（Ed Bordin）所做工作的很大影响。

在本书的第三版中，我们改变了 REB 治疗师用来描述核心来访者流程和核心治疗师活动的语言。因此，我们用"僵化/极端的态度"代替"非理性信念"，用"灵活/非极端的态度"代替"理性信念"。此外，我们用"检查态度"的过程代替"辩论信念"。并非所有的 REB 治疗师都会赞同这种新的语言，但由于 REBT 理论鼓励个性化和过程是有机动态的，而非静态的，我们决定使这一版书中的表述更符合我们所使用的语言。

我们希望本书在奠定 REBT 基础的同时，也能激发出更有创造性的实践。

温迪·德莱顿

迈克尔·尼南

目录

Part 3

第三部分
处理对REBT 的误解

065

Part 4

第四部分
技术问题

097

Part 5

第五部分
鼓励来访者在改变中前行

139

Part 6

第六部分
辩证检查

165

Part 7

第七部分
解决改变中的阻碍

201

Part 8

第八部分
创造性 I：一般问题

217

Part 9

第九部分

创造性Ⅱ：在一次会面治疗中使用 REBT

235

Part 10

第十部分

建立个人风格以及专业性

247

理性情绪行为疗法的基础知识

在给出希望能帮助你改进REBT实践的100个关键点之前，我们将简要介绍一下这一疗法的基础知识。

发展简史

理性情绪行为疗法（REBT）由美国临床心理学家阿尔伯特·埃利斯（Albert Ellis，1913—2007）于1955年创立。他在20世纪40年代接受了精神分析学派的培训，但对这一学派的治疗方法越来越不满意。最初，这一方法被称为理性疗法（RT），因为埃利斯想强调理论的理性和认知特征。据此，埃利斯阐述了影响他的哲学思想（大部分是斯多葛学派，斯多葛学派人士秉承禁欲主义，坚忍克己——译者注）。1961年，埃利斯将该理论的名字改为理性情绪疗法以应对外界的批评——表明他并没有忽视情绪；30多年后（在1993年），为了应对外界的批评，埃利斯又将其重新命名为理性情绪行为疗法，以表明他并未忽视行为。

1962年，埃利斯出版了*Reason and Emotion in Psychotherapy*一书，尽管这本书只是大量以前发表的相关论文和讲座稿的集合，但却是心理治疗史上的开创性著作。有关REBT的大多数主要的本质特征在书中都有描述：认知在心理困扰中的关键作用；心理交互作用机制原则，即认知、情绪和行为是相互作用的，而不是独立的系统；无条件自我接纳比自尊更能帮助来访者应对他们产生的关于自己的困扰看法；主动指导的治疗风格的重要性等。

REBT在世界各地被广泛实践，应用于咨询与治疗、职业和教育。然而，人们仍倾向于认为它存在于贝克（Beck）的认知疗法影响之下。认知疗法即认知行为疗法，该疗法已经吸引了大量的实践者，并且因其有广泛的实证基础，也更受学术上的推崇。

基本假设和语言

REBT认为，一个人应对逆境的核心在于态度。这是源于斯多葛学派的观点，埃皮克提图（Epictetus）对此进行了清楚的阐述，即人们不会被事物本身困扰，而是被他们对事物的看法困扰。这标志着REBT本质上是一种基于认知的心理治疗方法。埃利斯在描述埃皮克提图所说的观点时使用了"理性信念"和"非理性信念"两个术语，理性信念是一个人对逆境做出健康反应的基础，而非理性信念则是他们对同样的逆境做出不健康反应的基础。然而，我们认为这些传统术语是有问题的。所以，在本书的再版中使用了新的语言，我们认为这些语言对来访者和治疗师而言更容易接受也更准确。

首先，我们用"态度"（attitude）一词代替"信念"（belief）来描述核心认知，埃利斯认为核心认知是一个人应对逆境的基础。"信念"一词的问题在于，它的一般含义与REBT理论中所使用该词的方式大不相同。《牛津心理学词典》第四版(Colman，2015)将"信念"定义为"任何基于非确定性的证据而被认为是正确的观点"。 因此，来访者可能说"我相信老板批评了我"，虽然他们认为自己清楚地表达了一种信念，但实际上和REBT中所使用的信念并不一样，更确切地说这是一种推断。正如我们将在第47个关键点讨论的那样，区分推断和态度（或REBT意义上的信念）是非常重要的，任何有助于这种区分的常规做法都是值得欢迎的。在REBT中使用"态度"而不是"信念"就是这样的做法之一。

"态度"一词的定义更接近REBT理论家赋予"信念"一词的含义。下面是"态度"一词的三个定义：

● "对人、物或问题的持久的评价性反应模式"(Colman，2015)；

● "一个相对持久的对于具有社会意义的事物、群体、事件或符号的看法、感受和行为倾向的组织"(Hogg, Vaughan, 2005：150)；

● "通过用某种程度的好恶评价某个特定实体来表达的一种心理倾向"(Eagly, Chaiken, 1993：1)。

在我（温迪·德莱顿，Windy Dryden，WD）决定在写作和临床工作中将"信念"改为"态度"之前，我对来访者就使用了"态度"而非"信念"这一术语，并且发现对我来说使用"态度"比使用"信念"时更容易表达出埃利斯所说的"信念"的含义，总体来看，来访者也发现在此情景下"态度"比"信念"更容易理解。

其次，我们决定使用"灵活/非极端"(flexible and non-extreme)和"僵化/极端"(rigid and extreme)代替"理性"(rational)和"非理性"(irrational)来描述"态度"，这些态度是个体心理上对逆境形成健康或不良反应的基础。由于"理性"通常被理解为"非情绪化的"，而"非理性"通常被理解为"疯狂的"，因此我们决定不使用这些术语，因为它们的含义比较模糊，不易澄清，而"灵活/非极端"和"僵化/极端"这两个术语则不存在这种情况。

灵活/非极端的态度往往与现实相一致，符合逻辑，增强自我或关系；而僵化/极端的态度与现实不一致，不合逻辑，破坏自我或关系。

REBT理论认为以下四种态度是对生活逆境做出心理健康反应的基础，它们是：

● 灵活的态度（flexible attitudes）("我想要获得称赞，但并不是我必须被称赞")；

● 非严重化的态度（non-awfulizing attitudes）("不被认可是很糟糕，但这并不是世界末日")；

● 容忍不适的态度（discomfort tolerance attitudes）("接受反对意见确

实很困难，但我可以忍受这样做带来的不适，这是值得容忍的，我愿意容忍，我也会容忍"）；

● 无条件接纳的态度（unconditional acceptance attitudes）（无条件地接纳自我："不被认可确实很糟糕，但我并不是一文不值。如果发生这样的事情，我能无条件地接纳自己。"无条件地接纳他人："如果你不赞成我，这确实有些糟糕，但这并不意味着你不好。"无条件地接纳生活："不被认可确实有点糟糕，即使发生这样的事也不意味着生活总是很糟糕。相反，生活是好事、坏事和中性事件的混合体，我可以无条件地接受生活。"）。

同样地，REBT理论认为以下四种态度是对生活逆境做出非心理健康反应的基础，它们是：

● 僵化的态度（rigid attitudes）（"我想被认可，因此我必须得到认可"，经常被简化为"我必须被认可"）；

● 严重化的态度（awfulizing attitudes）（"不被认可很糟糕，因此它是世界末日"，经常被简化为"不被认可便是世界末日"）；

● 对不适的非容忍态度（discomfort intolerance attitudes）（"接受反对意见确实很困难，因此我不能忍受这种不舒服"，经常被简化为"我不能忍受收到反对意见"）；

● 贬低性的态度（devaluation attitudes）（贬低自我："收到反对意见很糟糕，因此，如果发生这样的事我将一无是处。"经常被简化为"如果收到反对意见，我将一无是处。"贬低他人："你不赞成我，那就太糟糕了，因此如果你这么做的话，你就是个坏人。"经常被简化为"如果你不赞成我，你就是个坏人。"贬低生活："收到他人的反对确实有些糟糕，因此生活就是糟糕的。"通常被简化为"当我收到他人的反对意见时，生活就是糟糕的。"）。

REBT 提出了关于心理失调和心理健康的情境性 ABC 模型。当个体有情绪性经历时，情境就出现了。A 代表个体经历中的逆境（adversity），它是一个人情绪反应的情境方面，经常是推断性的结论。B 代表基本态度（basic attitude）（灵活/非极端的或僵化/极端的）。C 代表对 A 持有某种基本态度❶所带来的结果（consequence），可能是情绪性的，也可能是行为或者认知的。所以，A 虽然并不是产生 C 的原因，但是它会对 C 起作用。B 被认为是 C 的前提，而不仅仅是 C 的决定因素。

对 A 持有灵活/非极端的态度就会产生健康的消极情绪、有效的行为和现实的想法；对 A 持有僵化/极端的态度将导致不健康的消极情绪、失调的行为和不现实的想法。

REBT 认为人的本质是实用性。人类拥有灵活/非极端和僵化/极端两种思维的潜力。我们把强烈的渴望转化成绝对化的要求就表明僵化的思维是有生物基础的，但它能被环境延缓或促进。最后一点，与不被认可的环境相比，当一个对不被认可感到焦虑的人处于更可能被认可的环境中时，他是不太可能以僵化且极端的方式来思考不被认可这一问题的。

来访者经常有不幸的经历，如遗传下来的心理失调倾向和身陷父母的失调行为之中。REBT 是乐观和实用的，它认为如果这样的来访者坚持面对自己的僵化/极端的态度，并严格按照灵活/非极端的态度去行动，他们就能获得显著的改变。然而，REBT 也承认很多来访者因为不能长期坚持努力，而不能达到获得其心理健康潜在能力的结果。

---

❶ 我（WD）的朋友和同事沃尔特·马特维丘克（Walter Matweychuk）博士建议，为了保持 ABC 理论中的 B 这一字母，在正式描述 ABC 结构中的 B 时，使用"基本态度"一词。不这样用的话，这个结构就会变成 AAC，虽然不理想，但这个词包括"态度"，表示它是核心或基本的，是一个人应对逆境的基础。在本书中，除非需要加上"基本"，否则将使用"态度"一词。

问题的起源与持续

正如我们所看到的那样，只有对事件持有僵化和极端的观点时才会让人产生困扰。这就意味着消极事件更易产生困扰，特别是那些令人反感的事件，当人们倾向于以僵化／极端的思维方式来看待这些事件时就会出现困扰。

对于困扰的起源REBT并没有细化的观点。只是说人在年轻时，那些非常令人反感的事件更容易让他们产生困扰。然而，REBT也提出，即使在这些条件下，对同样的事件人们的反应也不同。因此，我们需要去理解一个人给逆境带来了什么，又从逆境中获得了什么。

人们从自己所处的文化中获得标准和目标。当标准不能满足或者目标无法实现时，如果一个人用僵化／极端的态度去看待这种情境就会产生困扰。对于困扰是如何保持的，REBT有更加详细的说明，包括：

- 他们对于由僵化／极端的态度和思维方式所造成的困扰缺乏洞察力，认为是事件造成了困扰；

- 他们认为一旦理解了他们的问题是由僵化／极端的态度造成的，就必将导致改变；

- 他们不能坚持持续改变僵化／极端的态度，也不能坚持把灵活／非极端的态度整合到自己的态度系统中去；

- 他们继续按照僵化／极端的态度的方式来行动；

- 他们为自己最初的困扰而困扰；

- 他们缺乏重要的社会技能、沟通技巧、问题解决技巧和其他生活技巧；

- 他们认为困扰的回报已经超过了健康方式给他们烦恼的心情或行为所带来的好处；

● 他们处在支持僵化/极端的态度的环境之中。

改变

REB治疗师认为共情、无条件接纳和真诚这些核心帮助条件是很重要的，但还不足以使来访者发生建设性的改变。要想使来访者发生建设性的改变，REB治疗师要帮助来访者做到如下几点：

● 使他们意识到心理问题大部分来自他们自己，同时环境有助推作用，他们在变化过程中一般不那么重要。

● 完全承认他们能够澄清和克服这些问题。

● 理解他们的问题很大程度上源于持有僵化/极端的态度。

● 检查他们的僵化/极端的态度，并将之与灵活/非极端的态度做出区分。

● 检查他们的僵化/极端的态度和灵活/非极端的态度，直到他们看清僵化/极端的态度是虚假的、不合逻辑的和非建设性的，而灵活/非极端的态度则是真实的、敏感的和建设性的。

● 通过使用各种认知（包括意向）、情感和行为改变的方法，使他们将新的灵活/非极端的态度加以内化。特别是将行为与灵活/非极端的态度保持一致，抑制那些与原来的僵化/极端的态度相一致的行为。

● 进一步拓展检查态度的过程，将多种多样的改变方法运用到他们生活的其他领域，并承诺必要时能够这样做。

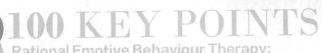
技巧和策略

REB治疗师将自己看作很好的心理教育者，所以致力于教授来访者理解和应对心理问题的ABC模型。他们强调有多种说明这些问题的方式，在咨询的开始或进程中努力获得来访者的知情同意。如果认为来访者更适合另一种治疗方法，他们将毫不犹豫地把来访者介绍给更适合的治疗师。

REB治疗师经常采用主动－指导（active-directive）的治疗风格，使用苏格拉底（Socratic）式和说教的教学方法。不过，他们会根据来访者而改变风格。治疗师从处理来访者明确问题的具体例子开始，帮助来访者设立健康的目标。治疗师将采取一系列步骤来解决这些问题，包括使用ABC结构、检查态度和与来访者协商布置合适的作业。

帮助来访者将他们学会的东西泛化到不同的情境中去是在咨询过程中实现的，也就是在帮助来访者识别、检查和改变那些给他们带来困扰的僵化/极端的态度的过程中实现的。

一个主要的治疗策略是帮助来访者成为他们自己的治疗师。为此，REB治疗师要教给来访者如何使用某个特定的技巧（比如检查态度），示范某种技巧，有时给来访者写说明指导其如何将这种技巧用到自己身上。用建设性的反馈鼓励来访者对技巧加以精炼。当来访者掌握了如何对自己运用REBT的技巧时，为了鼓励来访者为他们自己的治疗改变承担越来越多的责任，治疗师将采用不那么主动－指导的风格，而是采用更加具有激励性、教练性的风格。

REBT很可能被看作在理论上是折中主义的一个实例，也就是说实践者们采用了来自其他治疗方法的程序，这与REBT理论的目的是一致的。REB治疗师们在其折中主义中会审慎地选择，并避免使用那些无效的、神秘的或有效性值得怀疑的方法。

REB治疗师们有适合来访者的首选治疗目标，即帮助来访者们改变他们僵化/极端的态度及发展并内化一系列核心的灵活/非极端的态度。然而，当来访者很明显不能或不愿意改变其僵化/极端的态度时，REB治疗师们也愿意就这些目标与来访者达成妥协。他们通过鼓励来访者改变其歪曲的推断来帮助来访者产生行为上的改变，而不是必须改变来访者的僵化/极端的态度或者让来访者摆脱逆境。

既然已经给出了REBT基础知识的总体介绍，接下来我们将列出100个关键点，详细说明治疗师能够提升REBT实操水平的具体方法。

100 KEY POINTS

理性情绪行为疗法：100个关键点与技巧

**Rational Emotive Behaviour Therapy:
100 Key Points & Techniques**

Part 1

第一部分

工作联盟的相关事宜

1

运用工作联盟的观点

20世纪70年代末期（1979），艾德·鲍丁(Ed Bordin)写下了心理治疗领域的拓荒之作，其中介绍了工作联盟（working alliance）的三元模型（工作联盟指治疗师与来访者之间自觉建立的协约关系，双方同意互相配合解决来访者的问题——译者注）。他认为，工作联盟具有三个主要成分。第一，心理治疗是目标导向的。第二，它发生在建立联结或关系的背景之下。第三，来访者和治疗师都有需要完成的任务。我（Windy Dryden，WD）为这个三元模型增添了第四个成分，称它为"看法"(views)（Dryden，2006a，2011），表示治疗师与来访者对关于治疗的重要方面的看法（比如，如何将问题概念化）。我们的观点是，联盟中的所有四个方面是同等重要的。但是通常在心理治疗领域，"建立联结或关系"方面被过分强调，这损害了"目标""看法"和"任务"方面。

理性情绪行为疗法（rational emotive behaviour therapy，REBT）起效的条件是，治疗师和来访者：

● 在治疗的各个重要方面交流看法；

● 了解各自的任务是什么；

● 能够落实任务以实现来访者的目标；

● 能够以一种"成人对成人"的伙伴关系来合作。

　　在这段治疗关系中，治疗师和来访者在人性上是平等的，治疗师比来访者在促进心理转变方面更专业。

　　那些使用过理性情绪行为疗法的治疗师深知，与来访者的合作常常偏离理想效果。当这种情况发生时，我们发现运用工作联盟的观点能够有效确定我们与来访者之间的配合出了什么问题，以及需要做些什么来弥补这种疏漏（Safran，1993）。

　　工作联盟中，常见的"看法"方面的疏漏发生在当来访者对于导致问题的因素以及如何让问题得到最佳解决有着不同看法的时候。

　　常见的"目标"方面的疏漏发生在当来访者朝着不同的目标努力的时候，当治疗师不给来访者机会陈述自己目标的时候，或者当来访者有一个隐藏的计划，暗中追求的目标与他们明确陈述的目标不同的时候。

　　工作联盟中，常见的"任务"方面的疏漏发生的情况是：

● 来访者不了解自己在理性情绪行为疗法过程中的任务是什么；

● 治疗师没有针对这些任务给予来访者充分的训练；

● 来访者不明白执行这些任务与达到他们的治疗目标之间的联系；

● 治疗师所要求完成的任务并没有足够的效力促使来访者达成目标。

　　"任务"方面的疏漏也可能是因为治疗师对理性情绪行为疗法的运用不够熟练。相关的错误包括：没有让来访者对治疗的主动－指导风格的特质做好准备；在来访者还没有搞清楚他们的态度、情绪与行为之间的关系时，就检查这些态度；单方面地给来访者布置回家之后的任务，而不是与他们协商。

　　"联结"方面的疏漏，常常没有引起REB治疗师的充分注意。尽管很多来访者的确很欣赏REB治疗师们务实的、主动－指导的作风，却也有不少来访者反感这种作风。如果这是治疗师一贯的作风，一些来访者会把它视为治疗师缺乏关怀和理解的证据，而另一些人的反应更加强烈，会认为治疗师在强加给他们一种思维方式，并且夺走他们珍视的自主权。

虽然我们已经细述了当理性情绪行为疗法进展得不如预期的那么顺利（或者不如在许多理性情绪行为疗法教材中读到的那么顺利）时，运用工作联盟的架构来加以理解的重要性，但我们想要强调的是，它也是一个可用于提高理性情绪行为疗法实践效率的有效架构。比如，它可以提醒治疗师去监控自己和来访者的目标之间的一致性程度；它会促使治疗师去核查来访者是否了解他们的任务；它也能帮助治疗师去核查来访者是否明白完成任务与达到目标之间的关系；最后，它能有力地提醒所有的REB治疗师，他们工作的人际关系本质，以及有效的理性情绪行为疗法不仅仅是一件检查态度或者鼓励来访者使用自我改变的技巧之类的事。相反，理性情绪行为疗法从根本上说是一种重要的人际关系——相较于治疗师，这种认识也许对来访者更为重要！

关键点

REB治疗师应❶运用工作联盟的观点，使理性情绪行为疗法的实践效果达到最大化，找出并修复治疗过程中的疏漏。

---

❶ 请注意，关键点中的"应"表示"建议"，并非绝对意义上的"应该"。

2

与来访者之间的关系模式因人而异

阿尔伯特·埃利斯（Albert Ellis）（阿尔伯特·埃利斯是理性情绪疗法的创始人——译者注）常常将REB治疗师描述成权威的（但不是独裁的）心理教育工作者，主动且指导性地教给来访者理性情绪行为疗法的ABC理论，以及他们需要做什么来克服心理问题。然而常识告诉我们，并不是所有来访者都对这种模式反应良好。因此，如果治疗师想让治疗效果最优化，那么准备好真诚地改变你与不同来访者之间的人际关系模式，这对治疗师来说将是一件很重要的事。与理性情绪行为疗法相关的治疗关系模式的关键维度有：正式的/非正式的、自我披露的/非自我披露的、幽默的/非幽默的。

我们先来考虑正式的/非正式的这个维度。有些来访者在治疗师采用一种正式的、公事公办的专家式风格的时候反应要好得多，而另一些来访者在治疗师采用一种非正式的、朋友式互动风格的时候反应会更积极，因此对所有来访者采用一种固定的、千篇一律的人际关系模式肯定会导致治疗师面对其中一些人时会失败。

如何判断对于某类来访者该使用哪种模式呢？我们从实践中得来的办法是，与来访者坦诚地讨论他们对治疗师的期待是什么。他们是否认为自己理想的治疗师是一个权威的人，能够以一种正式的、有效率的方式教他们生活中的情感事实？或者他们理想中的治疗师是一个不怎么正式的、淡化职业特性外部标志的普通人吗？当然，避免强化来访者得到赞许的迫切需要是重要的，但是我们相信，对于一个治疗师来说，在不影响他们作为REB治疗师工作的前提下，通常在这个问题上是有可能满足他们的来访者的偏好的。无论治疗师对来访者有什么预感，治疗师都只能用不断试错并且在治疗结束时从来访者那里得到反馈的方法来确定来访者对他的人际关系模式的实际反应方式。

如果REB治疗师是一流的好老师，那么他们需要认识到教学可以通过多种多样的模式来完成。因此，治疗师要去思考他们的来访者是对正式还是非正式模式的反应更有益，并据此调整你自己的互动模式。

有些来访者深受治疗师自我披露的影响。我（WD）发现，分享我自己因为口吃而在公开场合有发言焦虑的困境，对某些来访者来说是很重要的经历。首先，他们了解到我对自己使用过理性情绪行为疗法来摆脱困境。其次，他们了解到我不是一个无所不知的治疗师，我也有我自己的困境。后面这一点会驱使某些来访者产生深刻的学习，他们需要亲身经验而非在理智上知晓，治疗师与他们在人性上是平等的。但是，对于另一些来访者，这样的自我披露要么被当成耳旁风，要么妨碍治疗。他们会对这样的披露耸肩，或者表示他们没兴趣知道治疗师的私生活。这些来访者只希望你作为一个非自我披露的治疗师来帮助他们，他们希望治疗师强调专业技能而不是人性脆弱。要想知道哪些来访者会对治疗师的自我披露反应良好，一个方法是在披露之前询问他们。

我们想要讨论的互动模式中的第三个维度是治疗师的幽默。在理性情绪行为疗法中有许多观念需要治疗师教给来访者。对某些来访者，如果治疗师用上幽默的话，就能够将这些观念教得最好。根据我们的经验，那些对治疗师的幽默反应良好的来访者，实际上自己就是幽默的人。不过，治疗师需要认识到，当某些来访者对幽默反应良好的时候，他们可能会笑得过头了。由于治疗过程中有很多的乐趣，他们可能不再认真地把治疗师当作一个切实可行的帮助者。对于这种来访者，治疗师的幽默会把治疗变成娱乐而不是严肃认真的工作。

另一些来访者会将治疗过程看得很严肃，因而认为咨询师的幽默是不恰当的，在那种情况下会把你视为一个轻浮的、没有认真对待他们问题的人。他们也可能认为你不够成熟。

毫无疑问，当治疗师在理性情绪行为疗法中使用幽默时，他们应该将其指向来访者僵化／极端的态度，而不是来访者自己。治疗师不应该认定因为他们的幽默言论是针对来访者的态度，来访者就不会将其视为人身攻击。治疗师最好解释一下他们打算做什么，并在做之前征求来访者的同意。

我们已经论证过，治疗师应该在治疗早期，或许甚至是在最初阶段，努力搞清楚来访者对哪种互动模式反应最好。不过，正如上文提到的引出来访者的反馈，比如他们在整个治疗期间对你的治疗模式如何反应，也是重要的。在这里我们认为REB治疗师可以从认知疗法的治疗师那里学到很多，他们会常规性地在每个阶段的末尾，从来访者那里寻求有关该阶段本身的各种事宜，以及有关治疗师所做贡献的反馈。坦诚地从来访者那里询问关于治疗师治疗模式的反馈，在帮助治疗师校准治疗模式以使来访者得到最大的益处方面，将会非常有用。当来访者给治疗师反馈的时候，不带戒备的回应是很重要的，否则就会被来访者察觉到治疗师并没有身体力行自己对来访者的劝诫。

尽管我们认为，对于治疗师来说，面对不同的来访者，改变关系模式很重要，但同等重要的是，治疗师要真诚地这么做。阿诺德·拉扎勒斯（Arnold Lazarus，1989）创造了"真诚的变色龙"这个术语，来描述一个治疗师能够根据来访者改变关系模式，但又不失真诚。如果治疗师打算在理性情绪行为疗法实践中应用这种思想，而不只是嘴上说说的话，那么诚实地考虑治疗师真诚的人际行为的范围就是极重要的——因为他们的范围不可能是无界限的！我们建议治疗师在与来访者的互动中坦率一些，不要尝试不真诚地满足他们对治疗师行为的偏好。当治疗师不能真诚地提供来访者偏爱的关系模式的时候，应该将他介绍给能这么做的同事。

关键点

面对不同的来访者，我们建议REB治疗师改变人际关系模式，并且确保要真诚地这样做。

3

改变治疗影响的基础

　　一些来访者会去寻找在国内和国际上有名望的治疗师。这样的人过去常常会去找阿尔伯特·埃利斯，纯粹就因为他是阿尔伯特·埃利斯。如果阿尔伯特·埃利斯教给他们一些不利于治疗的东西，他们很可能因为他的名望而被影响到。不过，REB治疗师会避免将他们的交流沟通建立在独裁主义的立场上。我们倾向于鼓励来访者自行思考，希望不要强行要求来访者纯粹因为我们这么说，就采纳一种特定的思考方式。正如阿尔伯特·埃利斯过去常强调的，"独裁"与"权威"之间有天壤之别。因此，如果来访者将治疗师视为权威，治疗师将通过强调专业技能的特征来影响他们。这个特性能促进来访者注意和倾听治疗师的意见。他们会对治疗师的著作、资格证书以及能证明治疗师明白自己正在做的事情的其他专业技能印象深刻。

　　有些来访者则对治疗师亲和力的反应要好得多。这样的来访者感兴趣的不是治疗师的学识或名声，而是治疗师是一个什么样的人。这些来访者们讨论的主要问题不是"这个治疗师懂得些什么？"，相反，这个来访者群体的问题会是"这个治疗师人怎么样？""这个治疗师会喜欢我吗？""我们会相处愉快吗？"

　　如果可以的话，治疗师要准备好让自己的影响力基础在"权威的专家"和"讨人喜欢的人"之间切换，但你得保持真诚，不可勉强为之（见第2个关键点）。如果治疗师无法改变影响力基础，那么将来访者介绍给一个专业技能更突出的治疗师就是一次治疗伦理的实践。

　　现在，我们考虑与理性情绪行为疗法相关的三种教导模式：①权威的；②自由放任的；③假设的。

"权威的"REB治疗师会清楚地展示他们明白自己正在做的事，当然，这与之前讨论过的专家的影响力基础是相关联的。这样的治疗师需要避免无意识地替来访者做许多工作，因为当处于一种权威的模式时，很容易就会那么做。

在"自由放任的"教导模式中，治疗师需要向来访者传达的信息是"你来做所有的工作，而我会尽全力支持你"。自由放任的REB治疗师的危险之处在于，通过允许漫谈的方式，他们的来访者将无法靠自己的努力发现理性的原则。不过，一种自由放任的模式，对于那些会因为受到影响而过度反应的来访者是有帮助的。这样的人十分反感试图影响他们的行为，并且会对受到的影响过度敏感。因此，他们对权威治疗师主动–指导立场反应消极。

第三种模式我们称之为"假设的"。这种模式与认知学派治疗师在他们协同经验的原则中所主张的相似。这里的要旨是"让我们一起努力去发现你问题的答案"。不同之处在于，REB治疗师倾向于在一个先验的原则之上工作，即他们了解困扰着来访者的态度是哪些。为了表明一个人可以通过假设的方式重新发现这些问题及答案，理性情绪行为疗法的过程很可能最终给人留下不诚实的印象。另外，优秀的REB治疗师，尽管被理性情绪行为疗法理论引导，但却以开放的心态来看待这种先验的知识，并且做好了他们的假设可能被证伪的准备。当这种情况发生时，治疗师需要将关注点转移到由来访者而不是由理性情绪行为疗法理论定义的态度上。比如，一个REB治疗师可能认为是一种顽固死板的态度支撑着来访者的困扰，但是来访者可能不同意，而认为以自我贬低的态度来解释才能更准确。这里就需要治疗师与来访者友好相处来保持工作联盟的关系。

关键点

治疗师需要改变影响的基础，避免对来访者使用错误的方式。

4

在治疗过程中改变指导的程度

阿尔伯特·埃利斯曾坚决主张理性情绪行为疗法从根本上来说是一种主动－指导的心理治疗方法。在我们的经验中，治疗的早期阶段不采取主动－指导的态度，是很难实践理性情绪行为疗法的。治疗的开始，治疗师需要引导来访者关注他们受困扰的情感以及自我挫败的行为，并引导他们去理解其心理问题的思想根源。不过，如果治疗师在整个治疗期间继续保持指挥的状态，则很可能会剥夺来访者变得更加主动以及自我引导的机会。因此，在许多情境下，要考虑弱化治疗师的指导程度。这些情境中的第一个，就是当来访者正在一个特定的问题上取得进展时，此时不要继续指导来访者关于理性情绪行为疗法的ABCDE❶理论，相反治疗师可以问一些类似这样的问题：

---

❶ 传统上，D代表争论的态度（disputing attitude）。然而，这传达了治疗师与来访者之间的某种对抗关系，所以作者更喜欢"'检查'（examine）态度"这个术语。为了在ABCDE框架中保留D，作者使用了"辩证"（dialectical）这个词。对僵硬／极端的态度和灵活／非极端的态度进行辩证考察，认为这两种态度是完全对立的、无法调和的。因此，它鼓励来访者在检查后选择其中一个。但是，由于'辩证检查'这个词比较繁琐，所以在本书中，我们将多使用"检查"这个词。E代表这种检查（examination）的效果。

- "你正在想什么来使自己不焦虑？"

- "你是怎样检查这种态度的？"

- "你怎样才能更有效地检查它？"

- "你怎样才能将它付诸实践？"

治疗师通过问这样的问题，鼓励来访者内化吸收理性情绪行为疗法的问题解决模式，使他们得以运用自身的才智。

不过，如果来访者遇到了新的问题，那么治疗师可能得重新开始以主动－指导的态度帮助他们解决问题，尤其是当它与之前的问题有着不同的思想根源时。我们自己的实践是，开始时教给来访者理性情绪行为疗法的ABC理论，并帮助他们理解僵化的态度、严重化的态度、对不适的非容忍态度，以及贬低性的态度在其困扰中扮演的角色。当来访者遇到另一个问题时，我们鼓励他们去引导自己思考那四种僵化／极端的态度，看看哪一个可能与他们新遇到的问题有关。

我们这些年督导过的许多治疗师都认为，在最初阶段实践理性情绪行为疗法与在中间或最后阶段实践理性情绪行为疗法是相同的，这使得他们倾向于不改变主动性与指导的水平。这是一个严重的错误，并且损害了来访者成为他们自己的治疗师的实践和想法。

关键点

治疗师应当降低主动性与指导水平，因为治疗会促进来访者自己做这些工作。

5

努力促进来访者的学习

正如我们已经讨论过的，理性情绪行为疗法是一种与教育相关的心理治疗方法。以这种方式看待理性情绪行为疗法会帮助治疗师认识到，来访者从根本上说是一个学习者的角色。因此，应用合理的原则来促进学习，是理性情绪行为疗法实践中的关键所在。我们接下来将一一介绍这些原则。

调整节奏

第一条原则是需要合适的治疗节奏。一些来访者也许学得非常快，但另一些也许需要放慢节奏。在我们的经验中，那些能通过调整节奏来满足来访者学习需要的治疗师，比起那些只有一套（应用于全部来访者的）工作节奏的治疗师，能更加有效地应用理性情绪行为疗法。后者也许对加快或放慢正常节奏具有不适的非容忍想法，那样的话，当他们学着调整节奏时，就需要检验并改变这些想法。

检查来访者的理解

高效的REB治疗师不仅可有效地教导促进良好心理健康的REBT原则，还会确保来访者彻底学会这些原则。好的老师告诉我们，一个人所教的东西与学生学到的东西之间常常只有很弱的关联性。因此，尤其当治疗师使用一种说教式风格的理性情绪行为疗法的时候，要去检查来访者从说教式教导中学到了什么。不过，这并不是说，当治疗师更加苏格拉底式工作的时候，就可以放弃这一点（苏格拉底式教学，即引导学生自己探索，而不是单方面说教——译者注）。苏格拉底式的对话本身就包括，当来访者们提供的答案表明他们对于这些基于REBT的原则把握不充分的时候，治疗师得给他们反馈。

当我们问来访者，他们从我们努力教授的理性情绪行为疗法原则中学到了什么，我们常常对他们所讲的感到惊讶。比如说，一个常见的误解是，放弃自己的"僵化的态度（通常以'必须要'的形式呈现）"并保持自己的偏好，意味着作为治疗师的你正在鼓吹一种冷冰冰的态度。当治疗师揭露来访者对理性情绪行为疗法的想法中的这种误解时，重点是得纠正它们（参见第三部分对于处理理性情绪行为疗法中常见误解的更充分的讨论）。

即使来访者已经理解了促进良好心理健康的REBT原则，也不意味着他们就会认同它们。在理性情绪行为疗法中，理解与认同并不是等同的。因此，一旦来访者表现出他们已经理解了一个基于REBT的原则，那就去问他们有多认同这条原则。如果他们不认同它，在决定如何回应之前，先问清楚他们的理由。

鼓励来访者为自己的学习负责

起初，我们问所有的来访者，他们认为在治疗过程中治疗师的责任是什么（基本上就是教授基于REBT的原则以促进健康地应对生活中的逆境）以及他们认为自己的责任是什么（基本上就是学习这些原则）。许多来访者对于被问到关于他们在治疗中的责任问题感到惊讶，仿佛他们认为自己唯一的责任就是出现在这里，并听治疗师说话。我们提到过，通过治疗师的模式你能鼓励或阻碍来访者为他们自己的学习负责。REB治疗师的主要作用之一，就是让来访者成为他们自己的治疗师。帮助他们为自己的学习负责，是其进步中重要的一步。

仅涉及可处理程度上的材料

我们已经知道REB治疗师会在一个特定的单元中涉及太多的材料，结果是他们的来访者学到的还不如涉及更少材料时学到的多。这些治疗师倾向于这么做，是因为他们带着关于在理性情绪行为疗法阶段中多少素材应该被论述的固有观念，错误地认为理性情绪行为疗法是一种"速战速决"的治疗。结果，他们倾向于催促来访者，因而妨碍了来访者的学习效率。所以，治疗师只需涉及与来访者能有效掌握和学习的量相当的材料即可。

改变阅读疗法的使用

使用各类阅读疗法的材料是很重要的。来访者会以不同的方式对不同的自助式材料作出反应。的确，一些来访者通过阅读专业的著作学到了理性情绪行为疗法的大多数东西，即使他们自己不是专业人士。他们之所以会读专业著作是因为他们觉得自助式材料要么太简单，要么太盛气凌人。然而，对于其他来访者来说，材料还是越简单越好。霍华德·杨(Howard Young, 1974)的*Rational Counseling Primer*就正好在合适的水平。当治疗师不确定给来访者哪种类型的材料时，就提供给他们一系列的书，并要求他们汇报觉得哪种材料最容易理解。然后鼓励他们坚持阅读这个，直到他们准备好涉足更复杂的内容。

关键点

REB 治疗师可以被视为教导来访者健康的 REBT 原则的角色，因此，要尽可能有效地帮助他们学习这些原则。

6

使用"挑战性的，但并非压倒性的"原则

许多年以前，我（WD）在理性情绪行为疗法领域引入了"挑战性的，但并非压倒性的"原则（Dryden，1985）。尽管REB治疗师偏好鼓励他们的来访者大踏步向前，并冒着大风险帮助他们克服其问题，我们治疗师可能认为这样的任务是"挑战性的"，但来访者也许认为是"压倒性的"。他们的经验很可能建立在僵化和极端的态度上，这个事实不是这里的重点。密切相关的是，如果来访者把治疗的任务评价为压倒性的，他们将不会接受它们。

与其试图逼迫来访者去做那些理论上会使他们获益，但他们经验上认为对他们而言太过的家庭任务，倒不如鼓励他们选择具有挑战性的任务。这也会促使他们看到自己正在取得进步，而不会威胁到工作联盟关系，如果治疗师逼迫他们去做压倒性任务的话，那么威胁就可能出现。我们的实践是将来访者引入"挑战性的，但并非压倒性的"原则，并鼓励他们选择对他们来说有挑战性的任务，鉴于他们当前的心理状况，一方面避开"压倒性的"任务，另一方面避开对他们来说太简单的任务。

如果治疗师坚持敦促来访者去做对他们来讲是"压倒性的"任务（或许因为你错误地认为这是你作为一名REB治疗师"应该"去做的，抑或因为你的自负被投注在来访者会快速做出巨大的改变上），可能被看作过度要求并且对来访者的情感不够关心，其结果是来访者很可能会退出治疗。另外，当治疗师为来访者提供的挑战不足时，治疗很可能失去它的效力，而这可能也会导致来访者终止治疗。

有疗效的改变既不来自过度施加压力让来访者去做他们觉得"太难了"的事，

也不来自协商去做挑战性不足的任务。相反，改变会发生在当来访者开始对他们僵化/极端的态度进行有益挑战的时候。

关键点

REB治疗师应鼓励来访者承担（对他们而言）有挑战性的治疗任务。不要逼迫他们尝试（对他们而言）"压倒性的"任务，并阻止他们去做（对他们而言）挑战性不足的任务。

7

建立反思进程

当治疗师和来访者从理性情绪行为疗法中抽身出来并对其进行回顾时，反思进程就被调动起来了。它可能发生在治疗过程中的任何时间点，也可能如贝克等人(Beck, et al., 1979)主张的在治疗结束后更正式地进行。另外，定期组织被称为回顾单元的正式反思单元是很有益的，它使治疗师和来访者能反思治疗过程并且在必要的情况下重新规划以后的治疗工作。

如果治疗师曾和有严重人格障碍的来访者，尤其是边缘型人格的人(borderline individuals)一起工作过，他就会知道，鼓励他们反思治疗师一直在对他们做的工作有多难，尤其是当他们正体验到许多情绪上的困扰时。戴维·伯恩斯(David Burns, *Personal Communication*, 1990)指出，共情这类来访者痛苦的能力是一个重要的桥梁，帮助他们反思可能在你们之间发生的任何一次工作联盟的裂痕，这些裂痕可能是来访者的情绪经历中的激发事件。因此，如果一个来访者对治疗师跟他说过的某些事感到受伤，治疗师应该在与他讨论是否想要做出改变之前，表明理解他的情感体验。

我们自己的经验是，在治疗开始时将反思进程的思想介绍给来访者，并提到，在任何时候，我们中的一方都可能把某件事情放入反思进程。

不论治疗师如何鼓励来访者去反思理性情绪行为疗法的进程，其重点在于，关于治疗的交谈可以成为一种对双方都非常有用的学习经验。来访者可以学到，他们能够影响治疗过程，而治疗师可以得到帮助，以调整干预措施和人际风格，促进来访者的转变。

关键点

REB治疗师应建立反思进程，在理性情绪行为疗法全程中恰当的时间点上提出反思进程中的问题，治疗师也应该鼓励来访者这样做。

8

和来访者使用共通的语言

许多年以前，我（WD）写了一篇论文，叫作*Language and Meaning in Rational–Emotive Therapy*（Dryden，2013）。我写它的意图是，鼓励REB治疗师去考虑他们同来访者使用的语言，并与来访者们一起努力在治疗师介绍的观念上达成一种共同的理解。认识到来访者会对某些基于REBT的概念做出与其所表明的意思不同的解读是重要的。比如，拿"接受"（acceptance）这个词来举例子。在理性情绪行为疗法中，接受意味着来访者承认某物的存在，如果这违背了他们的偏好，来访者就会消极地评价它，但承认该物存在的所有条件均已到位，因此从经验上来说，它应该存在。然而，这并不意味着来访者不能尝试去改变它；事实上，这种接受促进了改变。对来访者而言，这个术语可能意味着不试图改变地顺从或被动忍受一些事情。如果治疗师已经同来访者建立了一个有效的反思进程（见第7个关键点），那么他们可以讨论一下"接受"这个词的不同含义。

治疗师同来访者们使用的语言是为他们解释和评价诱发事件而服务的。因此，和来访者一起看看他们对治疗师使用的语句的理解，就非常重要。问题可能在推理和评价两个层面上出现，而且可能成为治疗进程中实实在在的障碍。一个在推理层面上出现问题的例子就是，当你使用"选择"这个词的时候，某个来访者也许会错误地推断治疗师是在说选择去改变是容易的，而治疗师想要传达的是改变是可能的，但不容易。在评价层面，一个来访者可能由于对治疗师出于特殊原因而使用的某个词汇而感到困扰。因此，每当我使用"易错"这个词的时候，我（WD）的一个来访者就会很愤怒，因为这让他想起他憎恶的父亲。在这两种情况下，如果治疗师想要绕过障碍，就需要同来访者识别并讨论相关问题。

由于这个原因，斟酌那些指向情感的语句就尤为重要了。理性情绪行为疗法理论敏锐地区分开了健康和不健康的消极情绪。如果治疗师在理性情绪行为疗法理论中使用了情感词汇而不加以解释，那么来访者很可能会糊里糊涂。所以，解释这种差别是重要的。比如说，区分"焦虑"（这种情绪在理性情绪行为疗法理论中被认为是不健康的）和"担心"（被认为是健康的）就是重要的。不过，如果你的来访者觉得这样的专业名词没有帮助，那么就引出一种对他们来说更有意义，但是在理性情绪行为疗法理论上又能反映相同差别的区分。这样，对一个来访者用术语"促进性焦虑"和"退缩性焦虑"代替"担心"和"焦虑"，对另一个用"有帮助的内疚"和"无用的内疚"来代替"懊悔"和"内疚"，是不会令我们困扰的，只要我们双方都理解正在做的区分以及它们与理性情绪行为疗法理论是一致的（关于该话题更多的讨论详见第18个关键点）。工作联盟理论认为，如果治疗的改变想要被增强，治疗师和来访者就需要说相同的语言。为了和来访者达成一种共同的而且在治疗中有作用的语言，治疗师需要评定他们的智力和语言能力。这么做对双方都有帮助，并且将来访者对治疗师说的话表现得赞同但实际上并不明白（因为他们不想显得很傻）的可能性最小化。

关键点

REB 治疗师在讨论和实施理性情绪行为疗法时，要确保他们与来访者开发出了一种共通的语言。

9

保持目标导向的态度

　　理性情绪行为疗法是一种认知行为疗法，正因为这样，其对识别与促成来访者的目标就十分敏感，毕竟，来访者的目标是治疗存在的理由。不过，与来访者的目标合作，可能比第一眼看上去的更复杂，比如，来访者设立的目标也许反映了他们心理困扰的水平，如果治疗师只从表面上看这些目标的话，它们可能会无意识地促使来访者朝着自我挫败的结局努力。这就解释了为什么阿尔伯特·埃利斯在帮助来访者达到他们的目标之前，会先帮助来访者解决他们的困扰。虽然这是一个完全合法的立场，但根据我们的经验，在说服来访者同意在此基础上继续进行之前，向他们解释这一立场是很重要的。

　　来访者的目标并非静态的，而是一直都在改变，所以治疗师需要持续地监控它们，这样他和来访者才能在治疗进程的任何节点，获得精确的"可读取的"来访者的目标。由于这可能会非常复杂，我们在个体治疗中应用了一个源自理性情绪行为婚姻治疗的概念（e. g. Grieger, 2015）。

　　理性情绪行为婚姻治疗师区分了两个不同的治疗阶段。开始时，在应对他们对关系的不满之前，治疗师会帮助伴侣双方解决他们关系上的情绪困扰。我们发现，向个体来访者解释这件事情是很有帮助的：在我们能帮助他们改变其环境并朝着更高的"自我实现"努力之前，我们需要帮助他们克服其对于事件的困扰。这个区分将会帮助治疗师和来访者搞清楚他们是在朝着克服困扰的目标努力还是在朝最大化自我实现的目标努力。我们听说过许多理性情绪行为疗法的失败，因为作为督导的我们很清楚，那些治疗师在朝着克服困扰的目标努力，而来访者希望要么能改变环境，要么能朝着自我实现的目标努力。如果治疗师和来访者是朝着不同的目标在努力，工作联盟将受到威胁。

阿尔伯特·埃利斯(见Dryden，1990)对那些鼓励来访者为特定的治疗阶段设立目标的治疗师感到不满，而且因为这些治疗师也许会把一些来访者实际上并没有的目标强加给他们。结果，若来访者没有完成这些"错误的"目标，他们可能感到气馁。另一方面，在我（WD）的一次单元治疗工作中，已经看到了帮助来访者从他们可能和我仅有的疗程中得到一些有意义的东西的价值（见第93和94个关键点）。

这些年来，我们见过很多来访者在某个分析治疗中遭遇失败。他们为什么来寻求我们的帮助，一个主要原因是他们想要一种更具目标导向的治疗方法。他们尤其抱怨之前治疗的无目的性。因此，不要低估这一点，即使不是全部来访者，大多数的来访者也都是需要"实现目标"的。

与REB治疗师制订的目标有关的另一个重要区别是，是基于来访者"经历过的问题"的目标还是基于"评估过的问题"的目标。事实上，一些REB治疗师不评估前者，因为它往往是有问题的，而且由于来访者的问题还没有被评估，问题中所体现的逆境可能还没有被发现。因此，只有问题发生的情况被提及。因此，当被问及前一种情况时，来访者可能会说他们希望问题没有出现(例如"我不想为在公共场合演讲而感到焦虑")。然而，在对问题进行评估之后，他可能会基于这种评估给出一个更复杂的回答，一个确实反映出逆境的回答(例如"在公共场合演讲时，我可能会口干舌燥，我想要成为全场焦点，而不是感到焦虑")。

关键点

REB治疗师需要帮助来访者在理性情绪行为疗法进程中的不同阶段设立现实可行的目标，并在整个治疗过程中监控这些目标。对于治疗师来说，区分基于来访者"经历过的问题"的目标还是基于"评估过的问题"的目标是重要的。

10

引导来访者做出有效改变的承诺

促使来访者确立他们的问题是什么以及他们想从治疗中获取什么，是非常重要的；引导出他们对于有效改变的承诺也同等重要。这一点结合了在治疗中采取目标导向的原则和鼓励来访者为他们自己的改变负责的原则。鼓励来访者对有效的改变做出承诺，这涉及同来访者讨论他们准备做些什么来达到目标，以及他们准备做出什么样的牺牲。"不劳无获"可能是老生常谈，但它永远是真实的，为了取得治疗的进展，对来访者来说，按照这个老生常谈的道理行事是很重要的。

在我们看来，与来访者讨论为了达到目标他们准备做些什么，这当中可能涉及的东西是极其重要的。理性情绪行为疗法是独特的，作为一种治疗系统，它强调"不适的困扰"在来访者的问题以及阻碍来访者达成目标的过程中所起的作用。不过，如果你的来访者看清了它是让改变变成可能的一部分，他们就更有可能忍受这样的不适，这也是真实的。因此，获取来访者对有效改变的承诺的核心，就是帮助他们意识到这种现实——改变几乎总是包含着某种不舒服。如果他们为了达到这些目标，选择经历那些不适，他们就更可能去执行那些可以帮助他们达到目标、引起改变的任务。如果你和他们讨论这件事，那你将会帮助他们对艰巨的、可能引起个人改变的任务承担责任。

REB治疗师通常不会去问他们的来访者是否对在生活中做出改变感觉舒适，因为这会造成一种"不舒适"是令人畏惧的并因此应该避免的印象。更加富有成效的是，同来访者讨论当他们来到其不适区时，他们将如何容忍不适。提醒来访者，在舒适区几乎不会有成长。

关键点

REB治疗师需要帮助来访者为他们自己的个人改变承担责任，并同他们讨论在改变进程中忍受不适的重要性。

11

致力于态度的转变，但也要
准备好做出妥协

一个REB治疗师了解与来访者一起为了态度的转变而努力奋斗意味着帮助他们放弃僵化/极端的态度，并坚持一系列的灵活/非极端的态度。这涉及帮助来访者们：

● 检查他们僵化和灵活的态度，鼓励他们坚持后者并付诸行动；

● 放弃他们严重化的态度，同时促使他们认识到，当抵达目标的路上存在着一定的障碍时是不好的；

● 容忍他们认为自己无法容忍的事件，如果值得容忍，就承诺这样做；

● 接受自己和他人是难以评价的、复杂的、发展的、变化的、容易犯错的人类，而不是把自己看得等同于一个可以给出单一评价的单细胞变形虫，并且接受生活是由大量好的、坏的和中性的事件组成的。

此外，正如我们指出的(Dryden，Neenan，2004a)，还有其他类型的心理转变。比如，推理层面的转变，会在治疗师帮助来访者转变他们对一个情境的推理和解释时出现（例如，上司的批评，在来访者自己看来是伤害性的，但治疗师帮助他们明白，这或许是积极的反馈）；行为上的转变，涉及帮助来访者改变他们的行为举止

（例如，治疗师鼓励某个害羞的来访者，去问别人开放性的而不是封闭式的问题）；环境上的转变，涉及鼓励来访者去改变他们生活中消极的诱发事件（例如，鼓励某个来访者离开那份受欺负的工作）。

理性情绪行为疗法理论提倡，治疗师最好在帮助来访者完成了对态度转变的公正衡量之后，再帮助他们做出环境上的转变。问题就是来访者经常有不同的想法，并且不希望或者不能达成一个极低水平的态度的转变，那将会促使他们朝着其他类型的转变努力，摆脱情绪困扰的影响。因此，治疗师需要灵活应变，并准备好在首选的有效的态度转变目标上做出妥协让步。治疗师需要意识到，某些来访者也许能够做到有效的态度转变——在他们有了有效的推理层面上的、行为上的或环境上的转变之后。因为做到后面的这些转变，他们就对态度的转变更加开放了。最重要的是，当来访者不希望朝着这种形式的改变而努力时，治疗师得避免机械地朝着态度的转变努力，否则治疗师将是在做独裁主义的治疗，而非理性情绪行为疗法。在此，考虑工作联盟时需要与理性情绪行为疗法的理想目标相权衡。

关键点

REB治疗师需要朝着在本质上来访者准备接受的态度的目标努力，并且接受和意识到朝着稍低的理想目标（比如推理层面的、行为上的、环境上的转变）努力，也许比因坚持转变来访者不想要改变的态度而失掉来访者更可取一点。

100 KEY POINTS

理性情绪行为疗法：100个关键点与技巧

**Rational Emotive Behaviour Therapy:
100 Key Points & Techniques**

Part 2

第二部分

教导事宜

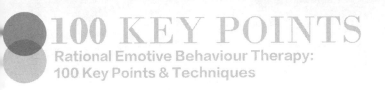
12

鼓励记录并回顾治疗过程

正如我们在第一部分指出的，也正如我们将会在这里强调的，理性情绪行为疗法是一种教导性的心理疗法。于是，治疗师在治疗上的努力可以被视为类似于教育者的工作，而来访者的任务则与学生或学员要做的一样。因此，在治疗师实践理性情绪行为疗法的方式上，需要牢记各个重要的教导原则。

一个重要问题是，来访者可能在他们讨论自己的问题时变得很入神。他们可能对他们过去的经历全神贯注，或者当他们在治疗室体验情绪时陷入情绪之中。然后他们可能频繁地无法对治疗师正在说的话集中注意力，甚至可能无法意识到他们正在做的事！因此，如果他们打算从治疗阶段中获得充分的益处，之后再听一听那些治疗阶段的录音，对他们来说常常是有帮助的。所以，为了之后的复习应该鼓励你的来访者对治疗阶段做录音。如果允许来访者做录音的话，他们也更容易允许治疗师做治疗阶段的录音。

来访者对治疗阶段录音的主要益处，在于这样的录音能给他们提供一个机会，去听听自己表达的僵化/极端的态度，也许正是他们拒绝承认的僵化/极端的态度。这样的录音，也给了来访者机会去倾听和领会治疗师正在传达给他们的观点，也许比他们在治疗单元中做得更充分。正如来访者有时候对我们所说的："当我在治疗阶段中听你说话的时候，我的心却被我自己正在说的话占据。不过，当我后来听录音的时候，你观点中的全部力量变得如水晶般清晰。"

当来访者听某个治疗单元的录音时，常常比他们处在此阶段中谈论他们的问题时，有一个更好的心态。处于治疗会谈中时，他们也许太不安或者太分心而无法充分获益，就像上面引述中详细说明的一样。另外，我们发现，当来访者倾听其治疗阶段的录音，学习检查自己的态度的时候，他们最初常将治疗师的声音记在心里。虽然治疗师想让他们放弃这种练习，鼓励他们之后在治疗中使用他们自己的声音，但作为一种最初的手段，录音在这方面能促进检查态度的进程。

就像任何一种治疗干预一样，鼓励来访者去听他们治疗单元的录音也是有缺点的。比如说，一小部分的来访者，可能会因为听到自己的声音而不舒服。如果是这样，治疗师可能要促使来访者在听他们声音的时候使用理性情绪行为疗法，但在我们的经验中，这并没有什么用，至少最初是这样的。不论何时，如果来访者对他们的声音或他们在治疗中使你产生了怎样的印象变得过分专注，他们就无法从听录音中学到东西，建议他们停止治疗单元的录音也许是有帮助的，至少暂时如此，或许还可以改做笔记。

对理性情绪行为疗法治疗单元做录音的另一个缺点是，一些来访者可能会变得过度依赖这些录音，以至于他们变成了被动的而非主动的学习者。这种情况正在发生的一个迹象就是，当来访者报告说，每当他们沮丧时，他们就向录音求助，而不是利用它来启发自己的知识以便他们在沮丧时能够识别、挑战并改变他们的僵化/极端的态度。这种情况下，录音变成了拐杖而非提示。如果治疗师能在治疗阶段中早早识别并处理的话，这也许就不是个问题，但是，如果来访者始终把录音当拐杖用的话，它会构成一个阻挡来访者成为自己的治疗师的障碍。不过，如果是让来访者在以被动的模式听录音和从治疗单元中无法学到任何东西之间选择的话，那么我们还是会支持使用这类录音的。

关键点

除非有一个很好的理由不这样做，否则REB治疗师应鼓励来访者对他们的治疗单元录音并复习，以作为一种促进其学习理性原则的方式。

13

讲解 ABC 模型，并说明它们
在 REBT 中的作用

　　使来访者为心理治疗做好准备，会对治疗结果有积极的影响（Orne，Wender，1968）。当治疗师为使来访者理解理性情绪行为疗法以及治疗师和他们在此进程中所扮演的角色做好准备时，他们能更有效地利用治疗。这样的准备可以在来访者开始治疗之前做，或者在治疗进程的早期做。其实，如果在治疗之前开始做的话，治疗师就可以使来访者对理性情绪行为疗法是否适合他们的治疗，做出明智的决策。如果在治疗开始之后做，就要挑一个不会妨碍来访者讨论他们问题的时间。治疗师或许会同意使用开始治疗会面的一部分时间来描述理性情绪行为疗法，并同来访者讨论这一点；治疗师也可能拿出整个会面时间完全都用于这种关键的准备。不管治疗师选择哪种方式，重要的是要大致描摹出治疗师的任务以及来访者期望的东西。另外，治疗师也许会想要来访者读一点能让各自的角色更清晰的有关理性情绪行为疗法的材料。罗斯·格里格(Russ Grieger，1989)已经备好了一份来访者指南，以循序渐进的方式概述了来访者在理性情绪行为疗法治疗进程的不同阶段所期望的东西。我（WD）写了几本来访者手册，也涉及了相似的领域（Dryden，2001，2004，2006b）。我们使用这类材料的经验是，来访者需要一步一步地去阅读，而不是一口气读完，因为许多的指南（手册）都依赖于来访者对之前介绍或体验过的知识点的理解。

　　不同的REB治疗师会以不同的方式使用治疗前的材料。我们自己的经验是，要解释理性情绪行为疗法的ABC模型、作为治疗师采用主动-指导的方法的理由、家庭作业的重要性，还有治疗进程就像真正的爱，不会总是一帆风顺。在第一或第二次治疗单元任何允许的时候，我们都会做这件事。

不管治疗师提供什么材料，引出来访者的反馈都是至关重要的。首先，它会传达给来访者，治疗师在治疗进程中是把他们严肃地当成积极主动的伙伴来对待的。其次，来访者在反馈中提出的问题，常常会提供有用的线索，比如治疗师必须怎样改变风格以适应来访者关于治疗的特别的和健康的偏好。当治疗师向来访者解释自己的治疗风格时，可能需要强调这种改变。比如，如果来访者表示担心主动–指导的风格可能意味着他们没有太多交谈时间，治疗师要把这一点记在心里，并强调会给来访者一段不被打扰的时间去讲他们的故事。这是一件REB治疗师通常不会去做的事（因为它往往导致无结构、无重点的治疗），但我们发现它对不少来访者是很有帮助的。

治疗师发现需要改变平常治疗风格的一个替代方法是，让来访者告诉你他们理想中的治疗师会怎么做。接着，治疗师可以把这些要素中的某一些融入他们对理性情绪行为疗法以及他们在其中角色的解释中。另外，也可以有效地询问来访者在过去非正式地向他人求助或者向正式的帮助者求助时，发现的有用的东西。治疗师可以再次把过去治疗师行为中有帮助的要素，融入自己作为一个REB治疗师角色的解释中，同时小心地让自己与来访者相信有帮助但治疗师认为有碍治疗的那些方面保持距离，比如鼓励通过击打垫子公然地表达愤怒。

关键点

REB治疗师应当教给来访者理性情绪行为疗法的ABC理论，并概述他们在理性情绪行为疗法过程中各自的角色。

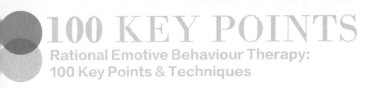
14

解释治疗干预并说明原理

在前面的关键点中，我们强调了，在治疗的开端，明确治疗师对治疗进程的贡献，对治疗师来说有多么重要，以及采取主动－指导态度的理由。不过，在这里我们想要强调的是，关注心理治疗的发展进程。我们相信，每隔一定的时间，治疗师解释一下正在做什么，还有为什么这样做，对治疗师来说是重要的。若治疗师能在进行一次干预之前，向来访者解释它的基本原理，并且来访者表示这对他们来说是有意义的，那么这就是一个得到他们配合的好方法。如果你准备要做的干预可能被来访者视为奇怪的甚至厌恶的，这种解释就显得更加有用了。比如，如果你计划彻底检查来访者的态度，那么先帮助他们理解为什么计划这么做就很有用，因为事前的解释来访者才能明白治疗师是为了他们的利益才这么做，而不是在冒犯他们。在我们的经验中，这些准备性的工作通常比事后解释治疗师为何以此方式干预更有帮助。我们不是建议治疗师以一种强制的甚至一定需要的方式来这么做。不过，特别是当治疗师打算做不同寻常的或者有可能被厌恶的干预的时候，预先帮助来访者理解它们的目的，在我们看来将有助于教育实践的顺利进行。

这一做法是有例外的，比如当拥有某种体验对来访者来说非常重要，而对干预的提前解释可能又会减损体验影响的时候。例如，我（WD）有一次试着帮助一个来访者明白，在他并不愿意的时候，他是如何不假思索地就把别人放在了第一位。他不是很同意自己有这么做过。在他的下一次治疗会谈中，有时我突然停下，叫他到外面去把我的牛奶拿进来。他站起来就做，连一声抗议的咕哝都没有。在我们谈论了这次经历之后，他明白了我试着表达的观点。如果在这之前就解释了我将要做些什么，就不会有同样的作用了。这种未作解释的干预是有风险的，并且应该只用于和你有较强的工作联盟关系的来访者（详见第一部分）。

关键点

除非有更好的理由，否则REB治疗师应当将干预的目的解释给来访者，尤其是这些干预是不同寻常的或有可能被厌恶的时候。

15

注意来访者的非言语和副言语行为

理性情绪行为疗法的治疗会谈本质上是很讲究口才的，其他治疗学派的从业者以自己为对比，会惊讶于REB治疗师说话的数量。尽管如此，高效的REB治疗师在其沟通交流中仍然简洁明了，而且不是为了谈话而谈话（谈话的质量比谈话的数量更有价值）。这种对语言的强调，并不意味着好的REB治疗师就会忽视来访者的非言语或副言语行为。对来访者的这类行为保持敏感，将会帮助治疗师判断来访者的反应，尤其是对某个他将要教导的知识点。

在平常的社会交谈中，人们常常用非言语或副言语行为表示表面上同意或明白，而他们实际上可能并不同意或并不明白对方正在交流的东西。同样的原理也适用于理性情绪行为疗法实践。治疗师不应该只是留心来访者不同意或不明白你正在说的东西的表面迹象，更应该觉察他们微妙的非言语和副言语的暗示与他们陈述的同意和明白相矛盾的迹象。因此，某些来访者也许声称他们赞同治疗师，却又很不安地摆弄他们的手，而这也许正是他们真实反应的一个表现。

尽管我们并非建议治疗师抛弃理性情绪行为疗法，成为一个完形治疗师（gestalt therapist），然后鼓励来访者觉察他们非言语行为不间断的变化，但我们的确建议你努力去弄明白来访者反应中矛盾背后的意思，那是完形治疗师尤其在意的事。当治疗师识别这样的矛盾并让来访者注意它们的时候，他需要以一种有礼貌的方式这么做，特别是治疗师需要注意来访者的目光、手的动作、眼睛注视的方向还有语调。例如，我们已经擅长通过语调还有他们肢体运动的方式认出来访者话语中隐藏的"但是"。我们把这样的信号当作线索，向来访者寻求对我们已经教给他们的知识点理解的口头解释。

就像我们之前已经说过的，治疗师的主要目的不仅仅是教给来访者基于REBT的原则，而是鼓励他们在日常生活中学习和应用这些原则。因此，治疗师需要定期检查来访者从你正在教给他们的东西中学到了什么。敏锐对待来访者表示理解或缺乏理解的非言语和副言语线索，是这个进程的另一部分。

关键点

REB治疗师应当注意来访者的非言语和副言语行为。这样的行为能为来访者对正在说的东西的真实反应提供重要线索。

16

反复讲解情绪责任原则

治疗师可以教给来访者最基础的原则之一是情绪责任。这个原则是情绪困扰的ABC模型的核心，它表明是我们对生活中事件的态度，导致了我们对这些事件的情绪和行为反应。这并不是说这些事件不是导致我们问题的原因之一，而是说它们不创造情绪体验或不位于我们情绪体验的中心。

处在来访者情绪体验中心的是他们的态度，而且他们应该为这些态度负责，这是一个简单的原则，但来访者要完全了解它也许有着巨大困难。我们强调他们要完全掌握这个原则也许有困难，是因为尽管他们也许在理智上理解了它，但把它们以一种对生活造成重大影响的方式整合进他们的生活中又是另一回事。因此，治疗师需要不断地回顾这个原则并不断地强调它，尤其是当你的来访者表示是事件直接导致了他们的情绪和行为反应时。

我们并非提倡，每次当你的来访者说一些诸如"他使我沮丧"或"她使我不安"等事情的时候，都要使你的来访者注意这个原则——远非如此。不过，治疗师可以在治疗进程中的重要时刻有效地参考"情绪责任"原则，因为这会是一个有帮助的提醒，让来访者看到B–C联结而非A–C联结。

REB治疗师可以用很多方法来鼓励来访者对情绪责任原则变得更有意识。一个是建议他们去看电视并注意人们使用A–C语言的程度。治疗师可以继续鼓励他们将此法应用在真实生活中。对他们来说，改述人们的语言（在自己的脑海中，而非直接对着这些人！）也可能是有帮助的，这使得他们能够习惯于将A–C语言转换为B–C语言。例如，如果一个来访者听到某个人说"他们使我沮丧"，她可以在自己心里将它转换为"他们所说的话让我感到沮丧，而我就是这样做的"。

　　鼓励来访者在自己和他人的思想中寻找僵化的态度、严重化的态度、对不适的非容忍态度以及贬低性的态度，有助于强化情绪责任原则。之后治疗师可以帮助他们明白，此类态度与接踵而至的情绪和行为反应之间的联系。

　　我们发现和来访者一起找到一个身体的信号来提醒他们，他们正在使用A–C语言而非B–C语言，常常是有帮助的。比如，一个特别有用的信号就是，当我们拍自己脑袋的时候。这让来访者注意到他们忽视了思想在情绪反应中发挥作用的事实。

关键点

REB治疗师应当教给来访者情绪责任原则。在不烦扰到他们的情况下提醒他们这个原则，并鼓励他们在自己和他人的经历中去发现它。

17

讲解灵活 / 非极端的态度与僵化 / 极端的态度之间的所有区别

　　理性情绪行为疗法很清楚是什么构成了一个僵化 / 极端的态度。一般来说，一个僵化 / 极端的态度是顽固死板的、走极端的、损人不利己的、不合逻辑的以及不符合现实的。传统上，埃利斯（Ellis, 1983）认为，一种僵化的态度是心理对逆境的不安反应的核心，这种僵化的态度产生了三种极端的态度：严重化的态度，对不适的非容忍态度和贬低性的态度。治疗师帮助来访者检查此类态度的一个重要步骤，是教给他们这些僵化 / 极端的态度与对应的灵活 / 非极端的态度之间的区别。这些灵活 / 非极端的态度是符合逻辑的、符合现实的以及对自我提升和健康人际关系的发展是更有成效的。再一次，埃利斯（Ellis, 1983）认为灵活的态度是心理健康应对逆境的核心，这种灵活的态度产生了三种非极端的态度：非严重化的态度、容忍不适的态度和无条件接纳的态度。

　　阿尔伯特·埃利斯（Albert Ellis, 1976）常常指出，来访者很容易将其灵活 / 非极端的态度转变为僵化 / 极端的态度。为了防止他们这样做，重要的是要教他们这两套态度如何不同。表17-1显示了上面讨论的四组态度相同与不同的组成部分。

表 17-1　灵活 / 非极端态度 vs. 僵化 / 极端态度：相同与不同的组成部分的例子

态度	相同部分	不同部分
我想要做得很好，但不是非得如此。 **灵活的态度** 我想要做得很好，所以我必须要做得很好。 **僵化的态度**	我想要做得很好…… （"期望"部分）	……但不是非得如此。 （"否定式需求"部分） ……所以我必须要做得很好。 （"需求"部分）
如果我做得不好是很糟糕的，但这并不可怕。 **非严重化的态度** 如果我做得不好是很糟糕的，因此它是可怕的。 **严重化的态度**	如果我做得不好是很糟糕的…… （"坏的评估"部分）	……但这并不可怕。 （"非严重化"部分） ……因此它是可怕的。 （"严重化"部分）
对我来说，忍受因为做不好而带来的不适是一种挣扎，但我可以忍受，这对我来说是值得的，我愿意这样做，我也打算这样做。 **容忍不适的态度** 对我来说，忍受因为做不好而带来的不适是一种挣扎，因此我不能容忍它。 **对不适的非容忍态度**	对我来说，忍受因为做不好而带来的不适是一种挣扎…… （"挣扎"部分）	……但我可以忍受。 （"容忍不适"部分） ……这对我来说是值得的。 （"值得容忍"部分） ……我愿意这样做。 （"愿意"部分） ……我也打算这样做。 （"打算"部分） 因此我不能容忍它。 （"对不适的非容忍"部分）
如果我失败了，那很糟糕，但我不是一个失败者，我是一个复杂的、容易犯错的人。 **无条件接纳的态度** 如果我失败了，那很糟糕，我就是个失败者。 **贬低性的态度**	如果我失败了，那很糟糕…… （"消极评价"部分）	……但我不是一个失败者。 （"不否定全局的负面评价"部分） ……我是一个复杂的、容易犯错的人。 （"声称复杂、易犯错误的"部分） ……我就是个失败者。 （"否定全局的负面评价"部分）

明确说明灵活/非极端的态度的完整形式，降低了来访者暗地或无声地将看似灵活/非极端的态度转变为隐蔽的僵化/极端的态度的可能性。

关键点

REB治疗师应当教给来访者灵活/非极端的态度与僵化/极端的态度之间所有的区别，帮助他们阻止来访者将前者暗中转化为后者。

第二部分　教导事宜

18

讲解健康和不健康的消极情绪的区别

　　理性情绪行为疗法是心理治疗中唯一一个敏锐地区分健康和不健康的消极情绪的理论观点。这种区分可作为来访者想要如何感受的起点，也可作为情绪目标。根据理性情绪行为疗法理论，不健康的消极情绪（比如焦虑、抑郁、内疚、羞愧）来源于僵化/极端的态度，而健康的消极情绪（比如担心、悲伤、懊悔、失望）发生在人们持有与逆境A有关的灵活/非极端的态度的时候。一个REB治疗师将会把以上列举的那些不健康的消极情绪，视为阻止来访者去过健康情绪生活的因素，因此会建议来访者把它们作为改变的对象。

　　不过治疗师要意识到，来访者们在这件事上可能有非常不同的看法，并且会以不同的方式理解治疗师的情绪词汇。例如，一些来访者认为在帮助他们获得想要的东西的时候，焦虑是有用的。另一些则认为，为了保护他们不去做坏事，内疚是必要的。还有一些人把羞愧看作是，他们在离理想标准有一点差距时的合理反应。所以，对那些治疗师认为不健康的消极情绪，他还需要花点时间和来访者一起探索，他们自己的理解是怎样的，并纠正任何像上面列举的那些例子一样的误解。

　　另外，把健康和不健康的消极情绪的认知动力学教给来访者也是有帮助的。这样做时，他们需要强调，通过"不健康的消极情绪集"中存在的僵化/极端的态度和"健康的消极情绪集"中存在的灵活/非极端的态度，可以将它们很清楚地区分开。

　　如果治疗师没能帮助来访者理解健康和不健康消极情绪之间的区别以及各自的认知相关性而默认他们理解或赞同了这种区别并继续前进，工作联盟则可能受到威胁。要考虑以下情况对工作联盟的影响：当来访者认为焦虑能提高他们的表现时，鼓励来访者克服其焦虑；或者当他们把内疚视为一种让他们不做坏事的保护时，鼓励他们放弃内疚感。在第一种情况下治疗师将被视为在阻碍成就，而在第二种情况下治疗师将被视为在鼓励不道德。

当遇到逆境 A 时，如果治疗师帮助来访者区分健康和不健康的消极情绪，并看到最小化后者而支持前者的努力的价值，就不太可能发生工作联盟的破裂。

说完了这一切，我们要重申关于健康和不健康消极情绪之间区别的理性情绪行为疗法假说以及对它们的信念基础的研究是模糊不清的（David, et al., 2005），这一点很重要。所以这个观点最好被实用性地看作一个解释性框架，以及一个有用的干预指南。

关键点

REB 治疗师应当教导来访者区分健康和不健康的消极情绪，帮助他们理解每种类型的认知相关性，并鼓励他们在遇到生命中的逆境时努力保持健康的消极情绪。

19

强调在学习新技能或改变环境之前
处理情绪困扰的重要性

来访者经常在治疗中体验到不良的情绪。一些人会觉得很难理解，在他们能够学习新的技能或者改变令人厌恶的逆境之前，他们需要改变位于他们情绪困扰中心的僵化/极端的态度。另一些人会抓住这一点，但在后来的治疗中可能又会忘掉。所以，一件重要的事是，使用大量的类比向来访者表明，在致力于其他层次的改变之前，努力改变他们的僵化/极端的态度具有持续的重要性。不过，治疗师必须准备好，如果来访者坚决抵制努力改变僵化/极端的态度的话，要对他们做出一定的妥协（见第11个关键点）。

我们发现，与来访者交流改变使其产生情绪困扰的僵化/极端的态度，以使他们学习并应用它。最好的方法之一是向他们说明，当他们让自己遭受情绪困扰的时候，他们给了自己一个额外的问题。因为这样他们并没有直面那令人厌恶的逆境（问题一），而是让自己被此事困扰（问题二）。一旦他们遭到负面事件的情绪困扰，没有首先克服情绪困扰，就试图改变这个事件或学习新技能来实现改变，就像戴着脚镣拖着铁球徒步上山——情绪困扰会一直不停地把你拽回来。把这一点解释给来访者听，我们随后需要做的全部事情就是画一幅脚镣和铁球的图来提醒他们这一点。

我们觉得另一个有用的类比，是帮助来访者看见，当他们焦虑不安的时候，他们就像一只没头苍蝇到处瞎撞。"无头苍蝇要为自己做健康决定吗？"不，无头苍蝇需要做的是找到它的脑袋，使它能更有建设性地思考问题，而不是朝着各个方向四处乱撞希望找到答案。治疗师不要一次给出过多的类比。一旦来访者表示，他们觉得某个特定的类比有用，就一直用它，而不是用不同的类比来说明同一个观点。

关键点

REB治疗师应当使用类比教导来访者，在试图改变环境或学习新技能之前，处理情绪困扰的价值。

20

解释僵化 / 极端的态度的认知后果以及将其带入情境中对理解 A 的影响

在理性情绪行为疗法理论中，（实际的或推论的）逆境与态度、情绪和行为之间的关系是极其复杂的。阿尔伯特·埃利斯（Albert Ellis, 1991）表明，人们会将其僵化/极端的态度带入他们对情境的解释中，而这些态度不仅造成情绪和行为上的后果，还会在后来的ABC模型中充当逆境（A）认知上的后果。我们发现，以来访者容易理解的方式将这些重点教给他们，是非常有用的。

通常，在理性情绪行为疗法中，当来访者描述逆境（A）时，治疗师会要求他们假定这些A是正确的，即使它们可能被曲解了。然后治疗师得帮助来访者识别他们关于A的曲解的僵化/极端的态度，并进一步促使他们检查这些态度。做完这个以后，从僵化/极端的态度令人不安的影响中解放出来，来访者就能检查他们对A的错误推断。

不过，有些时候，如果治疗师鼓励来访者假定他们的A是正确的，接下来可能很难促使他们去挑战或改变他们关于这些A的僵化/极端的态度。比如说，在惊恐障碍中，来访者常常误解他们焦虑症状的本质，并且可能断定这意味着他们就要死了。治疗师鼓励这些来访者暂时假定这是正确的，并尽力帮助他们识别和改变他们对于死亡（见下文）的僵化/极端的态度，虽然在理论上这是可能的，但是我（WD）曾经在极个别情况下鼓励来访者如此做，其结果却是一致性的收效甚微。

A=我将会死于心脏病

B=有关死亡的僵化/极端的态度

C=惊恐

在这样的情况下，对治疗师来说一个更有成效的策略是教导来访者其十分扭曲的推论其实是事前僵化/极端的态度的认知后果。接着可以训练他们来寻找并检查这些事前的僵化/极端的态度：

A=不安的感受，但不知道这些是不是威胁生命

B=我必须知道我的不安感受是不是威胁生命

C（情绪）=惊恐；C（思考）=我将会死于心脏病

在教导来访者僵化/极端的态度认知后果的过程中，我（WD）描述了几个我和一些学生在这个问题上所做的实验。在一个实验中（Dryden, et al., 1989），我们要求一组被试想象他们持有如下的关于蜘蛛的僵化/极端的态度："我绝对不能看到一只蜘蛛，如果我看了的话，那简直糟糕透了。"另一组则被要求持有如下的灵活/非极端的态度："我不希望看见一只蜘蛛，但是绝对不会看见蜘蛛是没道理的。如果我确实见到一只蜘蛛，那是不好的，但不是糟糕透了。"两组都被要求想象他们即将进入一个里头至少有一只蜘蛛的房间。然后问他们许多关于即将进入的环境的问题：这个房间里有多少只蜘蛛？多大的蜘蛛？这些蜘蛛在房间里随意爬动吗？朝向你还是远离你？所有这些问题，聚焦于持有这些不同态度的认知后果上。这个实验的结果表明，相比于持有对蜘蛛的灵活/非极端的态度时，当被试持有对蜘蛛的僵化/极端的态度时，此态度让他们对环境做出更加扭曲的解释。如上所述，这些扭曲的解释是他们僵化/极端的态度的认知后果。

另外，也可以教导经验丰富和有心理学思想的来访者，僵化/极端的态度和扭曲的解释能以一种螺旋上升的方式相互反应(Dryden，1989a)。比如，一个来访者把关于焦虑的僵化/极端的态度，带入一个她刚开始感到不安的情境，接下来将倾向于对A做出扭曲的解释：

僵化/极端的态度（"我必须总是处在情绪控制中"）→对A扭曲的解释（"我正开始失去控制"）

然后她将一个更深层的僵化/极端的态度带入这个扭曲的解释中，结果她会对C做出一个更加扭曲的解释：

A1＝扭曲的解释（"我正开始失去控制"）

B1＝极端的态度（"我必须立即重新取得对情绪的控制"）

C1（认知）＝更为扭曲的解释（"如果我做不到，我将会彻底失控"）

这位来访者随后又把另一个极端的态度带入了这第二个扭曲的解释（现在是下一个ABC中的A2），其后果是做出一个对C的严重扭曲的解释：

A2＝更为扭曲的解释（"如果我做不到，我将会彻底失控"）

B2＝极端的态度（"那将会是无法忍受的"）

C2（认知）＝严重扭曲的解释（"如果我彻底失控，我将永远是个废人"）

此过程会非常迅速且隐秘地发生，最终的结果是，对于他们觉得很难理性思考的事情，来访者会做出极度扭曲的解释。教导选定的来访者僵化／极端的态度对扭曲解释的螺旋上升的影响，能帮助他们明白，在这一情境中正在发生着什么，而他们仅意识到了此情境中扭曲解释链中的最后一环。

除了将这个过程教给来访者，你也可以鼓励他们集中注意这样一段经历的开始，还有就他们关于Ａ的轻微曲解的僵化／极端的态度进行检查。如果治疗师成功了，这种相互作用的僵化／极端的态度和不断增强的扭曲解释的螺旋上升进程就能得到控制。

虽然这件事甚至对见习REB治疗师来说理解起来都很复杂，但我们还是想要强调，在对来访者运用这些思想的时候，重要的是仅需介绍到来访者能够理解和运用的复杂程度即可。

关键点

REB治疗师不应鼓励来访者假定Ａ的扭曲解释是正确的，而是要帮助来访者明白，在不同的认知相互反应的螺旋上升进程中，僵化／极端的态度是如何产生出不断增强的扭曲信念的。也要向来访者表明，他们是如何将僵化／极端的态度带入情境之中，以及这些僵化／极端的态度是如何影响他们对Ａ的解释的。

21

讲解如何预防复发

　　复发预防是一个术语，起源于与戒瘾有关的工作，它强调复发经常发生，而帮助来访者阻止复发也是必要的。复发预防的一个重要部分，涉及帮助来访者觉察各种易感因素。来访者的这些易感因素，可能发生于他们的外在和内在环境。以处理酒瘾问题为例，外在的易感因素包括看到和闻到酒、其他人喝酒，还有电视上的酒广告，而内在的易感因素则包括来访者的思维方式（考虑喝酒的全部积极方面）、行为模式（故意路过酒馆和酒吧），以及情绪反应（与酒相关的积极情绪）。

　　治疗过程极少顺利进行，来访者常常进两步退一步，甚至进一步退两步！当退步较小的时候，还有当它们发生在来访者整体进步的背景下时，它们最好被称为一时失足(lapses)。不过，当来访者经历一次严重的退步时，也许就该被称为旧病复发(relapses)了。复发常常发生，因为来访者没有有效地处理一时失足。因此，治疗师可以使用鼓励来访者防止复发的一种方法是帮助他们有效地处理一时失足。

　　除了帮助来访者有效地处理一时失足，在理性情绪行为疗法复发预防中，治疗师要求来访者把每一个问题写到他们的问题清单上(见第43个关键点)，并识别他们可能经历复发的一系列外在和内在环境。治疗师尽可能具体地帮助来访者识别引发复发的不利因素，以及他们对此类事件持有的僵化/极端的态度。特别是治疗师要帮助来访者识别任何一种可能阻碍他们使用理性情绪行为疗法技术的易感情绪。

　　之后，治疗师应当鼓励来访者想象他们正在经历这样一种易感情绪，或正在进入一个他们容易复发的情境，并要求他们使用理性情绪行为疗法的技巧来阻止此情境导致的复发。他们可以通过使用想象技术或自助的形式来这么做。事实上，在这个点上他们可以使用大量理性情绪行为疗法的改变技术中的任何一个。待来访者已经在想象中成功处理了他们的易感因素之后，就要鼓励他们从现实中找出这些易感因素，并在真实生活中使用其处于发展中的理性情绪行为疗法技术，使他们获取经验。在这么做时，对治疗师来说尤其有用的一件事是，牢记我们做出的关于"挑战性的，但并非压倒性的"原则的说明（见第6个关键点）。

如果来访者在真实生活中的易感情境中，没能用好他们理性情绪行为疗法的技术并且经历了复发，对治疗师来说尤其重要的一件事，是鼓励来访者接纳自己。复发预防的部分涉及帮助来访者灵活地、以一种不极端的方式思考复发，以及在复发这件事上接纳自己，进而重回正轨。相比于以一种僵化的、极端的方式思考时，若来访者以一种灵活的、不极端的方式思考复发，将更容易从这次经验中学到东西。在此领域以一种灵活的、不极端的方式思考，能使来访者明白，如果他们对退步保持充分开放的心态而不是自我贬低，其实每一次退步都是一种有用的学习经验。

关键点

REB治疗师应当教导来访者，他们需要努力识别内部和外部潜在的复发触发因素。通过鼓励他们在想象和现实中把自己暴露给这些触发因素，来帮助他们阻止这样的复发。这么做会向他们表明，在遭遇其易感因素的时候，他们能应用其REBT处理技术。

22

讲解理性情绪行为自我治疗的原则

在常规治疗走向尽头之后，理性情绪行为疗法的终极目标之一，是鼓励来访者成为他们自己的治疗师。当来访者在治疗最后达到治疗目标时，尽管治疗师会很欣慰，但他不会认为自己已经完全做完了工作，除非治疗师已经教给了来访者自我改变的方法论。除非来访者能在他们自己的提示下将在治疗中学到的东西应用到他们的生活中，否则不管他们在治疗中达到过什么目标，大概都无法长期保持。除非来访者已经内化了一系列自主的策略和技巧，否则他们很可能无法处理他们可能遭遇的任何一件新的逆境。所以，一个REB治疗师的核心任务是：

● 将自助的概念引进治疗中；

● 系统地帮助来访者获取理性情绪行为疗法的自助技巧。

治疗师最好以一种结构化的方式来做这件事，所以治疗师可以正式并有意地教给来访者这样的理性情绪行为疗法技巧：

● 使用各种自助形式；

● 识别在他们经历情感障碍的情况下的主要逆境特征；

● 敏锐地区分开他们的灵活／非极端的态度和僵化／极端的态度；

● 以严谨的方式检查这两种态度。

治疗师也可以教给来访者大量的能帮助他们削弱僵化/极端的态度、强化灵活/非极端的态度的情绪和行为技巧。

一旦治疗师以一种结构化的、深思熟虑的方式将这些技能教给了来访者，接着治疗师就需要鼓励他们自行使用这些技能。在来访者做这件事时治疗师可以充当顾问，对他们在这个治疗阶段中可能经历的任何问题提供有用的反馈。在此进程中，如临床上指出的那样早早地给来访者一个机会担当他们自己的治疗师，这是很重要的。当此事成功后，治疗师便可以减少在治疗进程中的积极介入，转而鼓励来访者更积极地把他们在治疗中学到的东西应用到自己的生活中。

不过，别去期待所有的来访者都能成为他们自己的治疗师。他们中的一些人也许对心理困扰有障碍，以至于他们也许在任何一段时间内都不觉得有充当自己的治疗师的可能。如果治疗师对这样的来访者抱有不现实的期待，并逼迫他们进入自我治疗的模式，治疗师可能会无意识地阻止来访者使用其拥有的有限的自助能力。也许在许多年里，治疗师都必须给这样的来访者提供以其需要（PRN）为基础的治疗会谈。

关键点

REB 治疗师应当尽快地将自助的概念引进理性情绪行为疗法中，并以一种结构化的、深思熟虑的方式教给来访者理性情绪行为疗法的自助治疗技能。认识到来访者在充当自己治疗师的能力上存在显著差异。最后，运用临床共识，形成关于每个来访者能在多大程度上成为自己治疗师的现实期待。

Part 3

第三部分

处理对REBT
的误解

请注意，在本书的这一部分，我们将处理来访者
和许多非 REB 治疗师对 REBT 的误解。

23

引出并处理对于 REBT 理论的
怀疑、保留和反对意见

在第7个关键点中我们主张，治疗中建立并维持一个反思的过程非常重要，在这个过程中治疗师和来访者一起回顾、思考并交流前面治疗中的体验、感受。因此，这个过程可被视为元疗法，即关于治疗工作的讨论。在这个反思过程中需要讨论的重要项目是来访者可能对REBT产生的怀疑、保留和反对意见（doubts, reservations, and objections, DROs）。

许多来访者可能会对REBT及其原则有许多DROs，我们将在本书此部分处理这些最常见的问题。如果治疗师不鼓励来访者表达其DROs，来访者就会隐藏这些问题，并被它们影响。然而，如果治疗师鼓励来访者表达其DROs，治疗师就可以坦诚地与其讨论，同时纠正来访者的任何误解。若治疗师能完全接受来访者存在DROs的事实，并与其轻松地讨论这些问题，则会成为一个建设性地处理批评的榜样。此外，当治疗师鼓励来访者表达对REBT的DROs时，来访者会认为其观点被认真对待，并开始认为自己在治疗过程中是积极的参与者，而不是治疗师理性智慧的被动接受者。

关键点

很多来访者会对REBT的某些方面存在怀疑、保留和反对意见（DROs），治疗师鼓励来访者分享他们的DROs，并用坦诚的方式处理它们。

24

即使是重大的逆境
也不会造成情绪困扰

虽然来访者和非REB治疗师能够明白当他们面临轻度或中度逆境A时，僵化／极端的态度在情绪困扰中所起的作用，但面临重大的逆境A时，他们却难以接受ABC模型。

一个典型的问题是这样的："理性情绪行为疗法认为，事件不会引起情绪。我可以看出这种情况只适用于轻度或中度负面事件，但是极度消极事件，像被强奸或者失恋，难道就不会造成令人困扰的情绪吗？"以下是我（WD）对这种问题的回答：

"你的问题直接关系到理性情绪行为疗法对于健康和不健康的负面情绪的区分。让我以你提到的强奸为例，毫无疑问，被强奸对于男性和女性来说都是悲剧。因此，对于被强奸的人来说，经历许多痛苦也是一种成长。然而，理性情绪行为疗法会认为这种痛苦也一样是健康的，即使它很强烈。其他疗法的目标是减少负面情绪强度，之所以会以此为目标，是因为它们不能够敏锐区分健康的负面情绪（痛苦）和不健康的负面情绪（困扰）。

"而理性情绪行为疗法能够敏锐区分这种健康的痛苦和不健康的困扰。痛苦源于人们对消极事件的灵活／非极端的态度，困扰则是源于人们对此事件的僵化／极端的态度。现在我必须向你介绍REPT理论的复杂性之一，正如我所做的，你会发现理性情绪行为疗法并不总是像ABC理论那样简单！

"理性情绪行为疗法理论认为，痛苦情绪的强度与他们所面对的事件的消极程度和他们的灵活/非极端的态度的强度成正比。当一个人被强奸时，他们强烈的痛苦源于他们对于这个非常消极的A所持有的灵活/非极端的态度。而且事实上任何遭到强奸的人，都会对这种事件持有强烈的、灵活/非极端的态度，我们几乎可以说是被强奸'造成'（cause）了强烈的、健康的痛苦。

"现在让我们引进僵化/极端的态度的概念。理性情绪行为疗法理论认为，一个人很容易将灵活/非极端的态度转变为僵化/极端的态度，特别是当他们遇到的事件非常消极时。然而，这是一个至关重要并且有争议的观点，情绪责任的具体原则表明一个人要对自己的情绪困扰负很大责任，因为他们要对自己的灵活/非极端的态度转变成僵化/极端的态度负责。即使遇到不幸的灾难，诸如被强奸，人们仍将保留这一责任。所以理性情绪行为疗法理论认为，当一个人被强奸之后，他们仍要对将强烈持有的灵活/非极端的态度转化为僵化/极端的态度负责，即便他们这样做是可以理解的。

"事实上，如果我们看看那些被强奸的人们的典型僵化/极端的态度，就会发现这些态度并不是被强奸经历的必要部分，但它反映出了当他们回顾这个经历的时候，人们给这个经历增加了哪些想法。以下是僵化/极端的态度的例子：

● '我绝对应该阻止这种情况的发生。'

● '这已经完全毁了我的生活。'

● '被强奸意味着我是一个无用的人。'

"尽管被强奸的人有这样的想法是可以理解的，但这并不意味着他们不需要对自己把僵化/极端的态度与过去经历联系起来承担责任。正是由于这一原因，理性情绪行为疗法理论认为，那些非常消极的A不会'造成'情绪困扰。这正是一种乐观的态度。假设非常负面的事件真的引起了情绪困扰，那么与我们假设这些感受很大程度上源自他们的僵化/极端的态度相比，他们将会用比现在更多的时间来克服被困扰的情绪。

"还有一点。一些REB治疗师把极度消极的逆境发生时经历的情绪困扰和事件发生后存留的感觉困扰进行区分。这些治疗师主张，被强奸在事件发生时和事件发生之后短时间内真正'造成'了情绪困扰，但是如果这个人情绪困扰在事件发生后仍旧持续，那么他要对自己所创造并维持这种僵化/极端的态度而使自己产生情绪困扰负责。这些治疗师认为，有时限的对极度消极的逆境的僵化的或极端的态度并非不健康的反应，但这些僵化的或极端的态度长时间存在的话，则是不健康的。因此，对于这些REB治疗师来说，某种极度消极的逆境，比如强奸，确实在短期内'造成'了情绪困扰，但并不是长期的。"

关键点

REB治疗师应当帮助人们理解面临极度消极的逆境A时，僵化/极端的态度在情绪困扰中所起的作用。不需要将逆境的消极程度最小化，只需谨慎对待，并强调面对这样的逆境时负面情绪是健康的。

25

抛开指责，接受情绪的责任

当我们向来访者和其他REB治疗师解释责任的概念时(见第17个关键点)，他们经常担心这意味着指责。一种常见的问题类似于这样："我对情绪责任原则感到疑虑。它难道不是在引导我们去指责受害者吗？"以下是我（WD）对这种问题的回答：

"你对在理性情绪行为疗法中极为重要的情绪责任原则提出了批判。当有人被强奸时，可以认为这个非常消极的A'导致'了人们几乎总是经历强烈的健康的痛苦情绪。然而，如果他们经历了情绪困扰，特别是在事件发生之后的情绪困扰，理性情绪行为疗法理论认为，由这个事件产生的僵化/极端的态度要由他们自己负责（见第24个关键点）。但是很重要的一点在于，对自己产生的情绪困扰负责和指责他们不应该有这样的感觉，这两者是完全不同的。在这种情况下，责任意味着他们通过这个事件很大程度上扰乱了自身情绪，因为他们赋予了这个事件僵化/极端的态度；而指责就意味着有人认为他们绝对不应该经历这种情绪困扰，或者拥有这些感受就意味着自己是一个坏人。

"这显然是无稽之谈，原因有两个：首先，如果他们由于被强奸而产生了情绪困扰，之后所有的环境都在为他们这样做而创造条件。换句话说，如果他们拥有一些关于这个事件的僵化/极端的态度，那么从经验角度出发，他们就应该困扰自己。很显然，这与某些人要求他们绝对不应该产生情绪困扰的现实不一致。第二，即使我们说使自己产生情绪困扰是不好的，我们也没有理由认为这个人是一个坏人。当然，有证据表明，如果他们拥有一些对消极事件的僵化/极端的态度，那么，他们是一个易犯错的人。相对于被指责产生情绪困扰，他们应该更愿意被帮助去克服它。指责一词在这种情况下往往意味着，至少在一些人的眼中，他们要对被强奸负责任，因而应该对这件事的发生负责。这也是无稽之谈。

"让我搞清楚这一点。强奸不可避免地涉及强迫。即使女人要对'诱惑男人'负责（在这种情况下），男人也要对强奸她负责。无论怎样，包括女人是否经历痛苦或不安的感受，都不能免除他的责任。所以，如果一个女人被强奸，那么所有她做了的或未能做的，都不会有损于强奸犯要对犯强奸罪负责这一事实。同样的，女人也不能对被强奸负责任。她应对'诱惑男人'（不管这实际意味着什么）负责，如果可以证明的话。但是我再说一遍，她不能对被强奸负责任。因此，情绪责任的原则意味着在这种情况下，女人只对困扰她的情绪负责。不管她在那种情况下如何表现，她都不应该为此受到指责，也不应对被强奸负责。"

关键点

REB 治疗师应当帮助来访者和其他非 REB 治疗师理解指责和情绪责任是两个无关的概念，使他们接受情绪责任而不是指责是完全可能的，也是可取的。

26

他人亦无法逃避责任

另一个常见的对于情绪责任概念的误解，和霍华德·杨（Howard Young）(Dryden，1989b)提出的逃避批评有关。

这是一个典型的来访者问题，逃避批评理论在其中能够很好地体现出来："如果说我因为你不负责任的行为使自己产生困扰，这难道不会引导你产生'我的困扰反映与你的行为无关'的想法吗？这难道不是在为你的行为找借口吗？"以下是我（WD）对这种问题的回答：

"情绪责任的逃避批评可以这样阐述。如果一个人A要对自己被困扰的情绪负主要责任，这时B对A做了龌龊的举动，B需要说的只是，由于B不好的行为造成了A对自己的困扰，那么A的感受与B无关。强奸犯只对他所实施的强奸行为负责，而不是对被强奸者的感受负责，也不管任何所谓的减轻处罚的情节。现在如果我对你做了龌龊的事情，我也只对我的行为负责，而不管你如何看待我的行为。但其实，如果我的行为是肮脏的，那么我也将不能被免除责任，正是因为我对你做的事情，使你自己产生情绪困扰，且你要对自身的情绪困扰负主要责任。不要忘记，如果我的行为和之前所述一样坏，对你来说对这件事保持灵活/非极端的态度是健康的，然而我无法对这个困扰负责，但我可以对你产生的痛苦负责（见第24个关键点）。因此，我既不能对自己的行为逃避责任，也不能对使你痛苦逃避责任。

"逃避批评也由REBT中所阐释的内疚组成。内疚是一种不健康的情绪，源于一系列自我贬低的态度，譬如打破道德准则后产生的僵化/极端的态度。内疚的另一个健康的替代品是懊悔，其源于违反道德准则后产生的一系列无条件的自我接纳态度。

注意重要的一点是，懊悔不免除人对打破其道德准则所负的责任。简而言之，当人们应当对其所做的事情承担责任时，懊悔会鼓励他不逃避。

"这显然是一个很难把握的点。例如，玛琪·普鲁普斯（Marje Proops）是一位著名的知心大姐，她曾说在回复一位读者的来信时，这位读者因为曾与她最好朋友的丈夫上床而想要停止产生内疚感，知心大姐回复说这位读者应该感到内疚。普鲁普斯担心懊悔和内疚(她显然未能区分)将为犯错误的人们提供一种逃避的借口，并继续他们不道德的行为。然而，事实上两者是非常不同的。懊悔是基于灵活的、无条件的自我接纳态度：'我希望我没有打破我的道德准则，但是没有理由说明我绝对不能打破它。我打破了它是因为我当时让自己做了。现在让我接受自己，想想我从过去的行为能学到什么，这样未来我就可以按道德行事。'

"如你所见，懊悔的人为他们自己的行为负责，使他们吸取违反道德准则的教训，通过他们的灵活的、无条件的自我接纳态度产生下次做得更好的动机。相比之下，内疚是基于一种僵化的、自我贬低的态度，不是鼓励他们否认自己对过去所做事情应该承担的责任，就是干扰他们试图从中吸取教训。到目前为止，情绪责任原则非但不鼓励他们逃避责任，反而鼓励他们对其行为和被扰乱的内疚情绪负责。它进一步鼓励人们去挑战自身僵化的、自我贬低的、产生内疚的态度，并接受一种健康的、产生懊悔的哲学，这样他们可以从自己过去的行为中学习，以此得到适当的补偿，在未来对他们自己的行为负责。"

关键点

REB 治疗师应当帮助来访者和其他非 REB 治疗师理解，承担情绪责任并没有为他人提供一种逃避责任的方式。

27

REBT 的 ABC 模型虽然简单但不是简单化

当提出 ABC 模型时，很多来访者和其他非 REB 治疗师会庆幸它的简单。但是另一部分人会批评它过于简单。一个常见的问题如下："你已经讨论了 REBT 的 ABC 模型，但我认为它过于简单。难道 REBT 的理论不是过于简单吗？"以下是我（WD）对治疗中的来访者或在实习培训中学习理性情绪行为疗法的治疗师的这种问题的回答：

"首先，让我回答你的问题，我所介绍的 REBT 理论，仅足以帮助你开始进行治疗实践。如果我展示了 REBT 中 ABC 模型所有复杂的东西，那么我将会承担过早为你灌输太多信息的风险。事实上埃利斯认为，ABC 模型往往以复杂的方式相互影响。让我举几个例子来证明这一复杂性。正如你所正确观察到的，到目前为止，我已经介绍了 ABC 模型的简单形式，首先 A 发生，然后对 A 的评估产生了 B，之后由 B 产生了一种情感与行为的后果，即 C。这通常是我们教给来访者的 ABC 模型的形式。

"现在让我来介绍一些更为复杂的东西。如果某人拥有一种对某事的僵化/极端的态度（R/E: B），那么他会趋向于对这个 A 创建更歪曲的推断。例如，如果你认为你的伴侣必须爱你，但是他呵斥你(A1)，那么你将更有可能认为他并不爱你且想要离开你(A2)，而非产生另一种灵活/非极端的态度（F/N: B）。因此，这里用到的不是通常的公式：A→B→C，而是 A1→R/E: B→A2。

"其次，若某人已经历过一种不健康的负面情绪，这将会导致他们尤为注意情境中的某些特定方面。因此，如果你已经焦虑，那么相对于你仅仅只是担心而不是焦虑，你更有可能关注情境下存在危险的方面。把这个套入公式中，我们会得到

C→A。

　　"我希望这两个例子能够让你感受到REBT中ABC模型的复杂性，帮助你认识到ABC模型的基本形式十分简单，而它的完整形式并不是过于简单化的。"

关键点

当人们批评REBT过于简单化时，REB治疗师应介绍它一些复杂的东西来纠正这种误解，但不要使他们感到困惑。

28

REBT 不忽视过去

REBT 是在认知行为治疗的传统上建立的，因此它不重视来访者的过去，通过了解他们现在为何无意中存留着这些难题，然后去解决他们的问题。这就引起了以下常见的共同问题："我认为REBT忽视了过去。我说的对吗？"以下是我（WD）对这种问题的回答：

"REBT认为，人们通过对自己生活中遇到的逆境（A）持有一种基本态度（B），来困扰自己（C）。现在，A可以是现在事件、未来事件和过去事件。因此，如果一个来访者现在被他们过去的某些方面困扰，那么一个REB治疗师肯定会使用ABC模型处理这个问题，并且这里的A是过去的一个或几个事件。然而，REBT在这里关心的问题是让来访者现在产生困扰的过去事件的位置。这是关于REBT所反对的'A导致了C'的一个例子。现在，即使我们暂时假设来访者是被孩童时期的某件过去事件，或者更通常的是一系列的事情困扰，REBT理论也认为，这个人现在被他的过去困扰的原因是，他有一些只要他活着就一直会保持或是从过去延续而来的僵化/极端的态度。

"实际上，情况比这更为复杂，因为REBT认为，我们并非像儿童那样被事件困扰；相反，我们会把困扰自身的倾向带到这些事件中。因此，对于精神障碍的起源，REBT也遵循建构主义的观点。其意在于你的困扰是自己构建而成的，不是由过去带来的。作为一个REB治疗师，我当然要对你的过去进行治疗，但主要还是要通过观察你现在对过去所持有的僵化/极端的态度来实现。此外，我可以分析来访者过去对特定的或持续的历史情况产生的困扰感受，并帮助他们看到他们所持有的僵化/

极端的态度是如何造成他们的情绪困扰的。

　　"总而言之，REBT并不忽视来访者的过去，而是通过讨论现在对过去事件持有的僵化/极端的态度，或者挑战来访者过去可能持有的对类似事件的僵化/极端的态度来处理过去的材料。但是REBT通过主张过去事件不会导致现在的困扰来防止人们产生A→C的想法。"

关键点

REB治疗师应帮助人们理解REBT在治疗中给予过去支持，与完全忽视过去的区别。并向来访者和其他非REB治疗师证明，他们可以通过使用ABC模型来理解过去的困扰和现在的困扰，但是他们当下只能处理后者。

29

"接纳"不同于"顺从"和"自满"

理性情绪行为疗法对于"接纳"的观点很容易被来访者和其他非 REB 治疗师误解。下面是一个非常常见的问题："理性情绪行为疗法关于接纳的概念，难道不是在鼓励自满或顺从吗？"这里讲讲我（WD）会如何回应这样的问题：

"理性情绪行为疗法关于接纳的概念，的确让人们的脑子里产生了很多困惑。一些人认为它会导致自满，而另一些人觉得它意味着冷漠，还有一些人断定它的意思是我们应当容忍消极事件。实际上这些想法都不对。那么让我来详细讲一讲，透过术语'接纳'，理性情绪行为疗法理论到底意味着什么。比如说，需要强调的第一点是，接纳意味着承认一个消极事件的存在，而且所有的条件都恰在其位，促使了此事的发生。但是，承认它发生，不是说它是件好事，更不是说你不能改变它。

"咱们假设，我辜负了你的信任。通过接纳这件事，你会承认我确实背叛了你，很不幸，所有的条件都恰在其位，让此背叛得以发生；换句话说，我有一箩筐的想法，导致我做出了那样的事。接纳我的背叛也意味着你积极地讨厌我的背叛（即你并不容忍我对待你的方式），你并不会谴责我这个人。更进一步，接纳确实不会妨碍你采取建设性的行动来纠正这种情况。接纳，简单来说，就是建立在一系列灵活/非极端的态度上，引导你对我的行为产生健康的消极情绪，而非因我之所为而遭受情绪困扰。

"同样的论点可以应用在'无条件自我接纳'的概念上。当我接纳自己打破我的道德准则时，我会因我的坏行为而把自己视为一个易犯错的人类。我不容忍我的行为。相反，我要为它负责，努力弄明白为什么我会那样做，从此次经验中学习，做出适当的修正与决意来应用我所学到的，以便在相似的情境下，我能有道德地行动。因此，接纳并非鼓励自满，其实是通往建设性改变的跳板。"

关键点

REB 治疗师应向那些将 REBT 中接纳的概念等同于顺从和自满的来访者和其他非 REB 治疗师展示为什么他们是错误的。

30

REBT 并不忽视来访者的情绪

阿尔伯特·埃利斯在过世之前，曾表达出些许懊悔，懊悔他将"理性"这个单词作为他所创疗法之名的领头术语。他说这围绕着一个经常表现出来的对理性情绪行为疗法的误解，原因之一，就像下面这个经常被来访者问及的问题所展示的那样："理性情绪行为疗法难道不是在忽视我的情绪吗？"这里讲讲我（WD）是如何回应这样的问题的：

"对此问题的简短回答就是，不是。你的发问聚焦在术语'理性'的含义上。许多人认为，术语'理性'的意思就是缺乏情绪。他们以为，由理性情绪行为疗法倡导的心理健康，是《星际迷航》中的斯波克先生，或者是《星际迷航：下一代》中的安卓数据那样——下一代人，谁都无法体验到人类情绪。事实跟这种情况相差甚远。在理性情绪行为疗法中，除其他方面，术语'理性'的意思是，体验健康的情绪，即在你对基本的建设性目标和意图的奋力追求中，那些帮助和支持着你的情绪。

"我尤其有兴趣的是，帮助人们识别他们对于逆境的不健康消极情绪，它们会阻碍人们识别支撑着这些情绪的僵化/极端的态度。在帮助他们认识到自己僵化/极端的态度之后，下一步是帮助他们检查和改变这些僵化/极端的态度，以便他们能够现实地思考逆境，并对它们感受到健康的消极情绪。另外，不像其他治疗师，我会鼓励你去感受关于逆境的强烈而健康的消极情绪。就像我明确地区分开健康与不健康的消极情绪，做了其他治疗师倾向于不去做的这种区分，我将能够在理论依据上帮助你健康地体验痛苦而不感到情绪上的困扰。

"另一方面，我不信情绪的宣泄是治疗的本质，我也不鼓励人们去探索情绪的细微差别。相反，我鼓励人们承认自己的感受，体验自己的感受，但当它们是不健康的消极情绪时，要从那里发现并检查在这些情感之下的僵化/极端的态度。鉴于此，在理性情绪行为疗法中我们肯定不会忽视来访者的情绪，而是像我所概述的那样，我们其实会对这些情绪采取一种特殊的立场。"

关键点

REB 治疗师应该帮助来访者理解，他们并非忽视情绪，而是密切地关心着他们的情绪。REB 治疗师应解释他们对帮助来访者健康地感受他们面对的逆境特别感兴趣。

31

REBT 并不忽视治疗关系

当一个治疗方法提倡技术的使用时，它就冒着因忽视治疗师与来访者之间的关系而被批评的风险。过去有过"关系导向"治疗经历的来访者和"关系导向"的治疗师尤其会问如下问题："伴随着对技术的强调，理性情绪行为疗法不会忽视治疗关系吗？"这里讲讲我（WD）是如何回应这样的问题的：

"美国著名心理学家卡尔·罗杰斯（Carl Rogers，1957）在20世纪50年代末期写过一篇关于治疗关系的开创性论文，对许多人来说，该论文为判断其他治疗方法奠定了标准。罗杰斯强调，为了在治疗中发生改变，治疗师必须提供一系列充分必要的'核心条件'，而来访者必须察觉到治疗师已经提供了这些条件。两年后，理性情绪行为疗法的创立者——阿尔伯特·埃利斯，发表回复称，他承认这些条件是重要的且常常是可取的，不过他们几乎不是充分必要的。自此，这就成了理性情绪行为疗法的态度。所以，REB治疗师不会忽视治疗关系。不过，他们不会把关系视为治疗改变的必要条件。一些REB治疗师把一个好的治疗关系的发展，看作在为发生'真正的治疗'打基础，那就是理性情绪行为疗法技术的应用。

"我自己的态度多少有点不同。我把理性情绪行为疗法技术的应用和所谓的关系因素看作相互依存的治疗变量。一套变量的治疗效果，依赖于另一套变量的存在。

"最后，研究已表明，根据对来访者提供的'核心条件'的测量（DiGiuseppe；et al.，1993），REB治疗师取得的成就跟其他流派的治疗师一样高。如果REB治疗师忽视治疗关系的话，他们的来访者大概就不会这么想了。"

关键点

REB治疗师应帮助来访者和"关系导向"治疗师理解，尽管理性情绪行为疗法使用"与改变相关"的技术，但它并不忽视治疗关系。相反，它把技术和关系视为相互依赖的变量。

32

REBT 对治疗关系中的平等和不平等的立场

在许多治疗方法中都会强调治疗师和来访者之间的平等关系。REBT部分同意这种看法，但是在另一方面又否定这一看法。对于一个认为平等关系很重要的来访者和非REB治疗师来说，会针对REBT提出如下问题，尤其会针对我（WD）在第31个关键点中所提及的问题，即"REB治疗师不能忽视和来访者之间的治疗关系，但这样的关系难道不是不平等吗？"

下面是我对于这个问题的回答："这取决于你如何定义不平等。我认为作为一个人我应平等地对待来访者。我并不比他更有价值，也并不比他缺少价值。但是，在我们各自不同的自我方面，可能是会存在不平等的，比如说你可能比我更熟知园艺或者比我更擅长交际。在人性方面我们是平等的，但是在一些特定的领域中我们是不平等的。现在，治疗的目的就是帮助来访者克服心理上的一些问题并且活得更加智慧。在这一方面，我比你更了解情绪问题的动态性以及如何促进个人变化，至少从REBT的角度看，这的确构成了不平等，正如之前提及的来访者相对于我擅长的一些事一样。我们REB治疗师很公开承认这样的不平等存在，但是需要强调的是，这是建立在两个同样容易犯错的凡人之间的关系的基础上的。"

关键点

REB 治疗师应向来访者解释，他们比来访者更了解人们如何困扰自己以及人们应该如何去改变，这一点的确构成了一定的不平等。但是，这并不意味着治疗师就比他们更有价值。治疗师和来访者的价值是平等的，但是在某些特定方面又是不平等的。

33

REBT 并非对来访者进行洗脑

因为REBT对于情感困扰以及关于治疗师教来访者应该做哪些事有着自己独特的观点，许多人都会问如下问题："REB治疗师难道不是在尝试给他们的来访者洗脑吗？"以下是我（WD）对于这一问题的回答：

"首先，要澄清我所说的洗脑的概念。洗脑是一个过程，在这一过程中被洗脑的人与自己的正常环境隔离，也会与自己认识的人隔离开，其被剥夺了食物、水和睡眠，他们处于一个被评价为易受影响的且有悖于他们平时所持有的信息和理念的状态。很显然，基于这一定义，REB治疗师并没有洗脑来访者。但是，我认为你的意思应该比这些更微妙。我想你的意思是说REB治疗师告诉来访者应该想什么，而不管他们现在的想法，并强制他们相信REBT的'妙语'。如果这是你所以为的，那么我认为受过良好训练的、有职业道德的REB治疗师不会这样做（我不能够代表那些没有受过训练却冒充REBT从业者的人）。

"REBT认为心理健康的标志是有能力去独立思考，能够怀疑新的观点。它认为轻信、暗示性以及不辩证的思考是情感困扰的滋生区。所以，在介绍REBT的原则时，娴熟的REB治疗师会同时诱发出来访者对于这些概念的理解以及他们自己的观点。

"来访者和治疗师之间常常会进行有益的辩驳，在争论中治疗师旨在以一种尊重的方式（正如我现在想要展示给你的一样）去纠正来访者关于这些原则的错误概念。治疗师在任何时候都不能够坚持让来访者必须相信那些他们所教授的基于REBT的概念。如果治疗师这样坚持，这就是治疗师的僵化，比如'我必须让我的来访者健康地思考，如果我在这一方面失败了，这就证明我是一个坏治疗师，是一个没什么价值的人'。

"优秀的REB治疗师鼓励来访者表达自己的怀疑、保留和反对意见，对REBT持有保留意见，持有异议，并认真地对待（见第23个关键点）。这基本就是洗脑的对立面了。现在，REB治疗师的确持有关于心理困扰本质的且能最有助于治疗性改变的明确观点。REB治疗师也的确在这些观点上向来访者表示出自己开放的态度，并且竭尽所能将它们表达清楚。正因为REB治疗师仅向来访者教授REBT原理，然而这并不意味着他们尝试洗脑来访者或者将自己的观点强加给来访者。

"我个人的方法是澄清：①我会基于一定的框架提供有针对性的治疗方法；②除此还有一些提供不同框架的治疗方法；③如果来访者更适合其他的治疗方法，我很高兴能够给予引荐。我相信许多REB治疗师会与来访者有同样的行为。我希望你能够同意，这是一个远离洗脑的方法。REB治疗师有自己偏爱的治疗方法，但是如果来访者明显表现出不愿意或者不能够朝着理性的变化方向努力，那么治疗师们也要准备做出妥协。我还没有听说过一个洗脑者会准备好做出妥协！"

关键点

REB治疗师应向来访者解释"给他们提供使用REBT模式的机会"与"用REBT原理给他们洗脑"之间的区别。

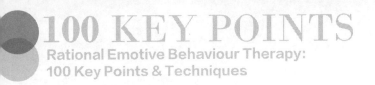
34

解释 REBT 在情绪和行为上的立场，
但并不是规定感受和行动

虽然一些来访者和其他非REB治疗师会错误地把REBT看作洗脑（正如之前所讨论的），另一些来访者却并不这样看，而是将其看作一种REB治疗师会告诉他们应该感受什么以及应该做些什么的治疗方法。因此，他们常常会提出这样的问题："难道REB治疗师不会告诉来访者应该感受什么以及应该做些什么吗？"以下是我（WD）对这个问题的回答：

"作为一个REB治疗师，我能敏锐地区分健康的和不健康的消极情绪。我的首要目标就是鼓励他们承认、体验并引导他们对A的那些健康的痛苦并去帮助来访者减轻生活中的逆境给他们带来的困扰。但是，正如我在治疗中澄清的那样，来访者可以选择感受什么以及如何行动。正因为REBT理论提倡来访者减轻自己的困扰情绪而非痛苦情绪，但并不意味着他们必须要赞同这样的观点。对于行为也是一样的。我可能能够很好地指出来访者行为中那些弄巧成拙的部分，但是我绝对不会坚持要求他们认同我的观点。

"作为一个REB治疗师，对于来访者在心理健康和困扰中应该如何感受、如何行动，我有自己的偏好，并且我会在治疗过程中较好地说清楚我的这些偏好。毕竟，我想要真诚地帮助来访者过上心理健康的生活，并且我相信REBT是一个能够帮助他们的很好的理论。然而，作为一个REB治疗师，我尊重他们的自由，不会将我的偏好变成'必须'，即使这会使他们仍然受困于心理问题。当然我会探究清楚其中的原因，但不会在最终分析中坚持让他们去做一些健康的事。

"顺便提一下，在一些与心理健康和困扰无关的问题上，REB 治疗师对来访者的情绪与行为持自由放任的态度。比如说，来访者是去集邮还是去健身这都不是我所关心的问题，只要这些活动都是基于个人偏好并且不会对其他人或者环境造成伤害。"

关键点

REB 治疗师应向来访者解释不会告诉他们应该感受什么、应该做些什么。虽然治疗师的工作是去概括来访者应该如何健康地应对消极事件，但是最终是由来访者决定是否遵循治疗师的意见。

35

情绪问题的解决有助于独立解决实际问题

有些来访者，特别是那些接受非指导性疗法的来访者，很关心REBT主动－指导的治疗手段是否会阻止他们寻找自己解决问题的方法。听完治疗师所列出的REBT主动－指导的立场后他们可能会问："按照你所说的，在我看来似乎REB治疗师会阻止来访者发现自己解决问题的方法。我这样理解对吗？"对于这样的问题，我（WD）是这样回答的：

"为了回答这一问题，我需要区分两种解决方案，即心理方案和实用方案。在REBT中，心理方案主要是指识别、检查和改变来访者的僵化/极端的态度；而实用方案则是另外一回事，是指以有效的方式行为化地去应对逆境。按照这样的分析，获得心理解决方案有助于来访者运用实用方案，因此应首先获得心理方案。

"现在，作为你的REB治疗师，我假设来访者尚未获得以态度为基础的心理上的改变。进而我假设我需要帮助他们以主动的方式去理解心理解决方案是什么及如何应用它。一旦我帮助他们完成了这一步，一般情况下他们都能选择最好的能够解决他们问题的实用方案。如果不能，我会帮助他们确定针对他们问题的具体化的实用方案，并鼓励他们列出一系列行动的优缺点，以选择和执行最佳的实用方案。

"所以，总而言之，我和其他的REB治疗师们积极鼓励来访者理解和执行适用于他们问题的REBT取向的心理治疗方案，并假定一旦这样做了，来访者往往也能够自己去寻找合适的实用方案去执行。REB治疗师们在治疗的实际问题解决阶段进行干预时，就是帮助来访者权衡他们自己产生的解决方案的利弊，并选择最有效的行动系列。"

关键点

向来访者表明，尽管治疗师将积极地帮助他们发现解决其心理问题的心理方案，但治疗师并不会阻止他们去发现解决实际问题的实用方案。确实，一旦来访者能够应对他们的心理问题，他们往往也就能够解决自己的实际问题了。

36

治疗性对抗不同于过度对抗

当来访者和其他非REB治疗师过度对抗时他们会对REBT主动－指导的风格感到困惑。一个典型的问题是："难道REBT是非常对抗的吗？"

我（WD）对此类问题的回答是："REBT基本上是主动－指导的心理治疗方法，治疗师会积极地进行干预，并指出来访者态度中的核心问题，帮助他们制订改变自我挫败的态度的计划，这种自我挫败的态度构成了态度的核心问题。在检查来访者的僵化/极端的态度时，治疗师将用质问的方式带领他们考虑这些态度在实证性、逻辑性和实用性上的本质。对那些在以前的咨询中较少被使用直接咨询方法的来访者而言，这些检查技术似乎是与来访者非常对抗的。与这些方法相比，REBT主动－指导的方法导致人们得出了REBT极度对抗的结论。然而，如果治疗师对主动－指导的方法做了充分的准备，并要求来访者同意这样做，特别是运用具有挑战性的态度检查技术，一般来说他们不再会认为那是一个极度对抗的治疗师，尽管旁观较少运用直接方法的治疗师，他们尚未完全理解REB治疗师正在做什么，仍可能认为治疗师是极度对抗的。不过，如果治疗师未能为这种富有挑战性的行为给出令来访者满意的理由，或者未能获得来访者的允许就这样做，来访者确实会认为治疗师是极度对抗的。"

关键点

REB治疗师应向来访者解释作为治疗师所采取的有益对抗和过度对抗的差异，解释运用挑战技术的原因并获得来访者的许可后才能进行，以免来访者从治疗师这里获得极度对抗的体验。

37

REBT 中的结构化不是把来访者
放到治疗的束缚中

REBT本质上既是主动-指导的，总体上又是结构化的心理治疗方法。有些来访者和其他非REB治疗师误解了结构化，认为是将来访者处于严加约束的治疗之中。这类来访者和其他非REB治疗师会问这样的典型问题："你说REBT是结构化疗法，难道它不是来访者的'紧身衣'？"

我是这样回答这个问题的："虽然REBT真的是结构化的心理治疗方法，而熟练的REB治疗师也会根据治疗中所发生的具体情况来改变结构化的程度。所以，有时候治疗师可能是相当非结构化的，例如，当来访者开始谈论一个新发现的问题时，或者治疗师用相当松散的结构化会面方式，例如在治疗的结束阶段，当鼓励来访者运用ABC框架去评估一个问题时。当然，在其他时间检查来访者僵化/极端的态度时，尤其如此。还有，如果治疗师给出了使用严格的结构化方法的理由，并获得了来访者的理解和同意，那么来访者就不会认为治疗师把来访者放到了'紧身衣'里面，尽管旁观者仍可能这样认为。"

关键点

REB治疗师应灵活使用结构化，向来访者解释为什么有时候会采用非常结构化的方法并获得他们的同意，这样做将减少来访者认为治疗师把他们放到治疗的"紧身衣"中的可能性。

38

REBT 并非只关心改变态度

如果向来访者解释REBT认为僵化/极端的态度是情绪困扰的核心，来访者要想获得真正的帮助就需要改变这些僵化/极端的态度。这样有些来访者和其他非REB治疗师就会认为你是非常教条的，并提出这样的问题："难道REBT只关心改变态度吗？"我（WD）这样回答这个问题：

"REB治疗师首要关心的是帮助来访者追求他们的基本目标和目的。为了加快这一进程，REB治疗师会鼓励来访者去体验关于逆境的健康而非不健康的消极情绪，并对这些逆境采取有效的行动。现在，REB治疗师确实认为帮助来访者获得上述结果的核心方式是鼓励他们改变僵化/极端的态度，但这并不是治疗师唯一的目标。REB治疗师也有兴趣帮助来访者改变他们的态度、情感、行为、意向，以及他们的人际关系及其生活中的厌恶事件。因此，REBT是一个具有多种模式而不是单一模式的治疗方法。

"与此相似的问题是在治疗结果的研究中如何描述REBT。在这些研究中，REBT被看作认知重构方法的同义词，而不是运用情绪、行为、意向和关系–提升技术的多模式的方法。因此，心理治疗的研究者们也错误地得出结论：REB治疗师只对帮助来访者改变他们的态度感兴趣。"

关键点

REB治疗师应鼓励来访者看到自己致力于用不同的方式来帮助他们。仅仅因为指向改变僵化/极端的态度是REBT的核心方法，并不意味着治疗师只关心改变来访者的态度，应向来访者说明REBT是一种多模式的治疗方法。

39

REBT 可以被调整

有些来访者和非REB治疗师会错误地认为REBT的适用范围是非常有限的——仅限于那些聪明善言的来访者。一个典型的问题就是："REBT在很大程度上依赖于治疗师和来访者的语言交流，它也提出了一些很难掌握的概念，难道这不意味着REBT仅适用于那些能言善辩的聪明之人？"

我（WD）是这样回答这个问题的："这是对REBT公认的批评，我能理解你为什么这么想。如果REB治疗师以复杂、深奥的形式向他们的来访者介绍REBT，他们可能会使用大量的词汇，并以能反映REBT复杂性的方式解释它的概念。然而，熟练的REB治疗师也能根据来访者的语言和智力水平来调整解释的方式。REB也一直被用于智力和语言能力有限的来访者。只要做出适当的调整，REBT对这些来访者也有很好的效果，这是大家公认的。换句话说，可以专门设计REBT以满足这类来访者的需要。"

关键点

基于治疗师丰富的经验和所做出的适当调整，REBT可适用于广泛的来访者。REB治疗师要消除REBT仅适合聪明善言的来访者这样的想法。

100 KEY POINTS

理性情绪行为疗法：100个关键点与技巧

**Rational Emotive Behaviour Therapy:
100 Key Points & Techniques**

Part 4

第四部分

技术问题

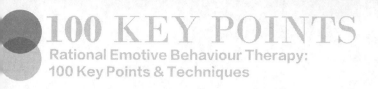
40

治疗过程要有组织有结构

REBT是一种结构化的心理疗法。所以，如果治疗师想要有效地运用REBT的话就需要和来访者在治疗过程中进行组织规划。为了维持工作联盟，治疗师应该向来访者说明REBT中使用结构的基本原理。在这些说明中，治疗师需要强调在治疗过程中不同时点上你所用的结构是不同的，而且在反馈过程中也是可以与来访者商讨此事的。

1982年，我（WD）在费城的认知疗法中心接受认知疗法训练。我从认知疗法治疗师那里学习到了在治疗开始时拟订计划以提供有用的结构的好处。制订一份计划是一个很有用的方法，它能确保在治疗过程中那些治疗师和来访者都希望关注的地方得到处理。而且如果发现有没处理的问题的话，可以把它们放到后续治疗计划里。可以放到计划里的典型事项包括以下几点：

（1）先前治疗的家庭作业；

（2）来访者希望在治疗之初予关注的问题，这些经常是来访者在前一周被困扰的问题；

（3）来访者对一些先前治疗没处理完的事物的反应；

（4）在治疗结束时，来访者对于已完成工作的反应。

另外，治疗师可以在计划中加入其认为需要讨论的重要问题。这些计划里的项目应该被优先处理以确保治疗时间的高效使用。

阿尔伯特·埃利斯（Albert Ellis, 1989）对这种计划制订的观点是，它可能会促成一种无用的来访者至上主义，而且事实上可能会造成对核心问题的回避，因为它会鼓励抱有对不适的非容忍态度的来访者将注意力集中在那些对他们而言威胁较小的问题上。当然这种风险是存在的，但是如果治疗师能和来访者协商着制订计划，而不是不加评判地一味接受那些来访者想掩盖的问题，那么这种风险就会达到最小。治疗师需要特别注意那些被来访者放到其问题清单里或是在调查的问卷中提到的却被拒绝纳入计划的项目。治疗师可以在治疗过程中将这些问题加到计划里，并且和来访者讨论一下他们忽视这些问题的原因。所以，如果能够负责任地使用计划制订，它将成为一个确保治疗过程组织和结构化良好的重要方法，而非一种过度来访者至上主义的活动。

对治疗过程商定出一个计划，为治疗师和来访者提供了一种评估治疗中是否引入新材料的方法。如果能够灵活地使用计划的话，治疗师就可以和来访者讨论某个新问题是否重要到需要修改计划，或者其实它并不那么重要。如果是后者的话，那么就保留先前同意的计划，这样新问题就可以在以后的治疗中再处理。制订计划可以成为REBT中发展和维持工作联盟的一种有力手段。

先前我们提到过多样化治疗结构是很重要的。举个例子，很多时候来访者困扰于生活中的一个新问题，此时治疗师可以先采用放松治疗的结构，以保证来访者能以一种开放的方式去探索他们的感受和反应。如果治疗师允许来访者这样做的话，就使后续结构更加有效/严格以帮助他们能更正式地确定对新逆境的僵化/极端的态度。

同样治疗师也需要根据来访者的个人风格来变化治疗的结构。治疗师会发现和一个有着表演型人格的来访者工作时用一种严谨的结构是多么重要。这样做可以给来访者提供一个避免不受控的表演性展示的模式，因为治疗师帮助他们开始构建并组织自身经验。然而，碰到一个有强迫性人格的来访者时，治疗师就需要少一些结构化以鼓励他们放松自己严格的组织控制。当然了，这样的做法需要慢慢来，因为他们可能不会那么容易忍受在治疗中这么快就失去结构。

关键点

REB治疗师应通过制订计划等组织方法让治疗过程更加结构化，同时准备好在治疗过程中的不同情境下针对不同的来访者运用不同的组织方式。

41

获取足够的信息以开展治疗工作

在我们的经验里，不同的REB治疗师在治疗过程中从来访者那里收集多少信息是非常不同的。一些治疗师喜欢遵循医学或精神病学实践，在治疗之初做相当严格的评估。在这个过程中他们会得到非常多的信息，但其中很多信息其实都是多余的，在治疗中并不会用到。一些治疗师不会在治疗之初做一些结构化的筛查，而更喜欢以教给来访者REBT的ABC理论开始，并用这个框架去收集一些与来访者目前的困扰相关的信息。这些治疗师会随着治疗进程持续地做评估。在这些年的实践中，这两种收集信息的方法我们都有所尝试，同时也发现它们都有各自的优势和缺陷。

治疗师一开始就做广泛评估的好处在于，可以获得有关来访者足够的信息，这有助于你从一个更全面的框架去了解来访者，并且可以构建一幅问题之间的关系图。然而，尽管治疗师为这种方法提供了看似合理的解释说明，来访者还是会对这种冗长的评估失去耐心，特别是那些以为治疗是相对简短干预的来访者。这样做的风险在于来访者可能在治疗还没真正开始时就放弃了，因为他们会因为治疗师不能更快地注意到他们的问题而感到失望。

而在治疗之初不进行一些细节评估的问题是，治疗师可能会忽视一些如果不专门问来访者就不说的重要信息。在两个记忆深刻的情境里，我（WD）很晚才发现来访者有酗酒问题，而在我问他们为什么没有告诉我这件事时，他们答道："因为你从来就没问过啊！"（Dryden, 1992）

现在我们推荐一种折中的做法，如果案例很复杂的话，可以完成一些非常细节化的评估，同时如果来访者的时间非常有限的话，要尽快进入治疗之中。所以，有几个不远万里而来的来访者只是要来我（WD）这里做一两次治疗时，就没有再做冗长的评估而是直接开始工作（参见第93和94个关键点）。

一些REB治疗师会推荐使用结构化的生活史问卷，例如阿诺德·拉扎勒斯和克利福德·拉扎勒斯（Lazarus, Lazarus, 1991）的多模式生活史调查表（multimodal life history inventory），这可以帮他们对来访者有一个相对全面的理解且不用因此占用治疗的时间[1]。当然，治疗师需要注意来访者对问卷的反馈中需要探究的部分，同时也要去挖掘那些被忽略了的重要部分。总而言之，这种方法提供了一种从来访者的过往和个人人际关系方面理解他们的渠道，而且也能高效地利用时间。

当来访者开始在REBT中陈述他们的问题时，有两个信息收集方面的陷阱需要避免。一个陷阱是，治疗师需要防止花费太多时间去收集一些对与来访者靶子问题ABC的理解关系不大的信息，特别是要避免收集太多和A因素相关的不必要信息的诱惑。来访者可能会非常渴望去说很多生活中有关A的很广泛但又不太重要的事情，而且如果不注意的话治疗师还可能会增强这种倾向。另一个陷阱是，如果治疗师不花费一些时间去理解特定A的发生情境的话，那么他们就可能会错过一些相关的重要信息。举个例子，如果来访者因为她父亲的不可理喻行为而生气的话，那么去发现背后的原因，将会影响治疗师怎样处理这个具体的问题，到底是她的父亲有精神问题呢，还是也许他刚经受了丧母之痛。所以，治疗师不要太快进入治疗，避免忽略一些关于来访者遇到的逆境（A）的重要信息。

关键点

REB治疗师应获取足够多的信息去更有效地进行REBT工作并灵活运用信息收集策略。有的时候治疗师会需要采用综合性的结构化评估，而另一些时候他们需要直接应用ABC框架。如果来访者同意填写问卷，治疗师可以将其作为一个能有效利用时间收集信息的方式。

---

[1] 这是假设来访者同意完成这样一个相当冗长的表格。

42

行在正路上

　　两个人常规的社交谈话可能会在一个很广泛的范围内涉及很多问题。比如说，你某天与一个很久不见的朋友不期而遇，你们可能会通过询问对方的健康状况开始一段对话。你可能会提到最近某次去看医生时，你的家庭医生并没有一个轮候清单，然后你对此进行一些评论。你的朋友可能会接着轮候清单这个事件，然后告诉你他申请了一个当地的大学，但是却没有进入候选名单。接下来你可能会问他希望这个课程对他的职业有什么帮助，然后他也许会告诉你因为经济衰退的原因他对自己的工作有一些担心。你可能会再告诉他你自己的经济问题，然后这有可能会引发一场关于英国经济的讨论。可能接下来你又会讨论这些不可信的政客们，而这又可能会引发对于信任意义的谈话等。

　　也就是说，这类社交活动会允许话题的随意切换，或者说这样的转换也是对人际关系的一种润滑。所以，当来访者来到REBT中时，也会带着这种他们长久以来形成的容易跑题的交往习惯。而且如果来访者接受过这种鼓励漫无目的谈话的心理治疗的话，他们的这种倾向会加重。所以一些接受过非指导性或精神分析疗法的来访者可能曾经被鼓励以一种开放的、非结构化的方式探索自己的问题，这种治疗方式会强化这种随意的谈话。其结果就是，治疗师不只需要告诉来访者社交对话和治疗对话间的不同，还需要向他们解释在讨论问题时保持方向的重要性。治疗师应当告诉来访者随着时间变化你可能会礼貌地打断他们以使治疗聚焦于其问题上。治疗师需要向来访者解释随意的谈话是一种人类的自然倾向，如果你觉得他们偏题的话会打断谈话，关于这一点，要事先征得他们的同意。事先征得同意会比没有解释和没有获得同意就打断来访者对工作联盟的影响较小。

在第40个关键点我们提到按治疗计划进行是很重要的，但是为了评估新信息，治疗计划需要灵活地处理，以决定新信息的引入是会促进治疗过程还是会干扰治疗过程。这种评估在这里也是很重要的。举个例子，来访者可能会介绍一些他们认为很重要的资料，特别是当他们开始建立事物之间的联系时。所以，来访者可能会在谈论工作中一个关于老板的问题时，忽然说到这个问题让他想起自己对待父亲的态度。因为在治疗中治疗师会碰到很多选择，所以用一些手段判断出这个新的信息会促进还是干扰治疗过程是很重要的。如果治疗师认为这个新信息是重要的，那他们可能会允许话题发生转换。然而不幸的是，并没有一些严格而又快速的原则来对这种情况作出指导，因为新信息的重要性需要视具体情境而定。所以，在这种情境中，治疗师需要和来访者一起评估新信息的重要性，然后再决定是要转移话题还是坚持原先的话题。如果治疗师已经建立了反思过程（见第7个关键点）的话，那至少他们需要针对这些做一个讨论。

一些治疗师认为来访者对特定问题感到越不舒服，越可能会触碰到他们问题的核心，由于来访者需要转移话题，所以他们更可能会跑题。治疗师需要将这种特定的需求记在心里，同时你需要对来访者回避痛苦经历以保护自己的典型方式有详尽的了解，然后治疗师就可以判断某个来访者是否正在用这样一种防御机制来阻挡他们去触碰一个痛苦的核心问题。另一个能评估这种新引入信息重要性的方式就是治疗师去询问来访者，这些和他们眼前问题相关的新信息是否是核心的、重要的。如果治疗师教会来访者这些评估新信息的策略，这也是另一种保持治疗方向的有效手段。

关键点

REB治疗师应当认识到来访者在治疗中会很容易改变对话的主题并和来访者评估这些新信息的重要性，然后决定是要更改行动方针还是继续原来的问题。

43

选择最合适的问题

如果来访者只将一个问题带到了治疗中，那对治疗师来说事情就很简单了，因为对来访者和治疗师而言需要处理的事情是很清晰的。然而，就算是在"单一问题"的治疗中，情境可能都会比看起来的更复杂，因为来访者在被情绪问题困扰的同时可能会有相关的现实问题。所以，来访者可能在和生气作斗争的同时又有着因为情绪的爆发而失去工作的现实问题。

来访者同时也可能会因为初级情绪问题而产生次级情绪问题（参见第53个关键点所做的讨论）。所以，一个人可能会因为感到痛苦而来寻求帮助，但同时又因为有这样的感受而感到羞愧。那么在一个特定的情境中治疗师和来访者怎样去选择最合适的问题来处理呢?

一个建议是，来访者需要在现实问题之前先处理情绪问题。为了让来访者能够恰当地处理现实问题，他们需要处在健康的心理状态之下。另一个建议是，相较于初级情绪问题，来访者一般需要先去处理次级情绪问题，因为如果来访者因为一个情绪问题而感到次级困扰的话，他们会很难专注于处理这个情绪问题。

然而，来访者很少会只将一个问题带到治疗中来。通常情况是，他们可能会有很多很多的复杂问题，并且涉及一些现实问题以及次级情绪问题。所以，首先要做的工作就是，去挑选并关注来访者身上最合适且最重要的问题。

为了对复杂性进行排序，最重要的是治疗师和来访者要对他们希望在治疗中得到处理的问题有着正确的理解。因此，我们建议REB治疗师遵循认知疗法同行们的做法，和来访者一起列一个问题清单。这能让治疗师和来访者把将要讨论的问题清晰地呈现出来。治疗师需要向来访者解释该清单的重要性，并且在REBT的初次会面中就着手制定它。然后，以家庭作业的形式，鼓励来访者去完成这个清单，并且在接下来的治疗中带上两份，来访者拿一份，治疗师拿另一份。需要强调的是治疗师应当尽快进入这个清单，因为在治疗推进的过程中可能需要增加或删减一些条目。另一个需要强调的是，在治疗过程中，治疗师可能会发现几个核心的僵化/极端的态度，而它们则是来访者清单上很多问题的成因。

在鼓励来访者列好问题清单之后，治疗师要让他们以自己最期望得到解决的顺序将这些问题排序。一旦治疗师得到了这个按优先性排序的清单，就可以开始去关注详细的问题了。

一旦治疗师和来访者开始处理某一具体问题，就要遵循REBT的全部治疗流程（Dryden, Neenan, 2004a）。就像我们后面（参见第45个关键点）会讨论的那样，治疗师需要避免的是在每次不同的会面过程中处理不同的问题但最终却什么问题都没有解决。而在每一次会面的开始询问来访者他们想要讨论的问题的风险是，他们可能会专注于最近遇到的令他们困扰的A。而如果治疗师处理这些当前问题的话，可能会导致来访者在先前治疗中开始的工作难以完成。如果治疗师要应用REBT的治疗流程，很重要的一点是在处理下一个问题时要先完成前一个问题：因此，治疗师和来访者一旦开始处理一个问题，就要一直专注于该问题。当然，这一原则也会有一些例外情况，但是就大部分情况而言，这是一个需要遵从的有效原则。

在1988年的一次工作坊中，雷蒙德·迪吉斯裴（Raymond DiGiuseppe）概括出下面这条在处理来访者问题时需要遵守的准则：除了下面强调的内容以外，所有其他事物都是平等的。他认为需要首先解决暴力问题，因为它对于来访者或其重要他人的人身安全会构成直接威胁。接下来需要处理的是工作和经济问题，这排在性问题和人际关系问题之前，因为在雷蒙德的观点里，丢掉工作是比性或人际关系问题更严重的事情。雷蒙德认为，相比于性和人际关系问题，没有工作的生活会更加不舒服。我们基本同意雷蒙德的观点，尽管我们会补充说，如果来访者有不同的观点的话，把治疗师的观点强加给他们是毫无意义的。在这里，我们建议治疗师在治疗的过程中要注意维护和来访者之间形成的工作联盟。

在这里治疗师需要思考的另一个问题是，治疗师和来访者想要以一个什么样的问题作为开始，是一个在来访者生活中非常普遍且非常难以解决的问题，还是一个不那么普遍但比较容易解决的问题？如果治疗师选择了一个可以很快得到解决的问题，这可能会让来访者产生一种"改变是很可能发生的"这样的意识，同时也会建立起来访者对治疗师的信任。另外，如果来访者满脑子想的都是那个更普遍的问题，那么在解决那些不普遍的问题时效果可能就会不好，因为他们的注意力根本不在那儿。

总的来说，在和来访者商量先处理哪个问题的时候治疗师要灵活应变。在处理一个问题时征得来访者的同意，也许是其中最重要的因素。

关键点

在和来访者决定要处理哪个问题时，REB 治疗师应考虑多方面的因素，并和来访者开诚布公地讨论这些因素，以确定出双方都认为是最合适去处理的问题，并且要征得来访者的同意。

44

询问问题的具体示例

在特定的情境中，来访者会让自己陷入困扰。所以鼓励来访者具体地谈论自身困扰就很重要，并要求他们提供这些问题❶的具体事例。这有助于治疗师在解决该问题时能够提出有针对性的ABC框架。治疗师应当鼓励来访者具体化自身问题，同时也助于他们在讨论中有更多的情感卷入。如果来访者从一个抽象的角度谈论自身问题，治疗师能接收到的只是综合的、理智的、非情绪性的信息，这会让治疗师难以作出有意义的评估，使他们更难帮助来访者。

怎样帮助来访者尽可能将自身问题具体化呢？首先，治疗师可以鼓励他们找出一个近期发生的与问题相关的例子或者该问题的典型事例。治疗师需要确保，来访者选择的是他们充满情感体验的一段经历，这将帮助治疗师更清晰地理解有哪些因素包含在这个问题里。在这样做的时候，治疗师要鼓励来访者尽量简明扼要，但要尽量加以描述，以便于治疗师理解事情是如何发生的，就仿佛能通过录像带或是录音看到整件事情一样。

如果来访者提供了与其问题相关的重要而又具体的例子，那么治疗师就可以帮助他们识别出A因素中最重要的部分（参见第47个关键点），以及在这段经历中他们所体验到的明确的情绪。如果来访者能够识别出清晰而又重要的A因素以及具体的情绪，这会让治疗师帮他们找出这个问题里那些核心的僵化/极端的态度。然后，按照

---

❶ 特定问题是指来访者选择处理的问题，有时被称为靶问题。

流程，鼓励来访者投入到对僵化/极端的态度的检查中，将有助于治疗发生改变。

如果一些来访者总是难以找到有关问题的具体事例，就需要引入一些临床手段。治疗师可以试着用一些暴露训练（在临床上或会面中），角色扮演，重新体验一段相关经历，仿佛它正在发生一样，以及想象练习。如果这些都失败了的话，治疗师就得接受在这种模糊抽象化的情境下去帮助来访者了。如果是这种情况的话，接下来治疗师就要接受可能只能在很小的程度上帮助来访者这一残酷事实了。但是不管怎样，不要放弃，微小的帮助总比没有帮助要好。

关键点

鼓励来访者在谈论自身问题时尽可能具体化，这样做可以让治疗师更精准地评估他们的问题并且会促进治疗改变的发生。

45

始终专注于一个问题

就像在第43个关键点提到的那样，一旦治疗师和来访者决定开始处理一个问题就专注下去，这是非常重要的（这种问题一般被称为特定问题或靶问题）。我们已经将一种现今被称为REBT的基本步骤模式化，其中包括六个步骤，这有助于治疗师在处理靶问题时进行参考（Dryden，Neenan，2004a）。除非有特别的理由，否则治疗师应该鼓励来访者专注于该问题并且遵从这些步骤，直到达到治疗标准。而这意味着来访者需要在现实生活中践行那些新建立起来的灵活/非极端的态度，并且取得一些成效。也就是说，如果在治疗会面的过程中，来访者提到了一些新信息的话，治疗师需要很仔细地作出评估，只有在这些信息真的非常重要的时候，才能把它们提到正在讨论的事情之前，否则治疗过程可能就会横生很多枝节。

同时，也有一些情境需要治疗师和来访者将注意力从当前的靶问题上转换过来。首先需要考虑的是事关来访者生活的危机性事件。比如说来访者面临新的重大变化，特别是涉及自杀或是暴力事件时，就需要治疗师毫不迟疑地开始处理这些事件，直到来访者的状态变好。而对于这个原则唯一的例外就是，对有的来访者来说，每件事对他来说都是危机。如果是这种情况的话，治疗师要告诉他们学会冷静：①一个问题是否演变为危机取决于他怎样对待；②就算新问题出现了，他们也可以继续专注于先前确定的靶问题。

另一个需要转变治疗问题的情境是，在治疗中，来访者变得非常困扰以至于不能专注于原来的问题。如果遇到这种情况，在双方同意的前提下，治疗师应建议来访者治疗主题转向第二个问题，治疗师应坚持直到来访者达到能够应对的标准。

第三种需要转换问题的情境是，来访者遇到了一些新的诱发事件，比如丧亲、失业或是突然生病。如果不关注这些的话就会缺乏敏感性，且不利于治疗。在来访者同意的前提下，这种情况下也是需要马上将注意力转换到这些新的逆境之上，直到来访者达到能够应对的标准。

最后一种需要转换关注问题的情境是，当另一个问题已经对来访者生活的方方面面造成明显的不良影响时。举个例子，治疗师本来可能正在处理来访者的焦虑问题，而来访者又出现了影响更大的抑郁问题。如果遇到这种情况，马上切换到处理抑郁问题上，直到来访者达到能够应对的标准。

关键点

一旦治疗师和来访者确定了靶问题，就坚定不移地将注意力放在处理该问题上，直到来访者的状态达到应对标准。同时也需要考虑可能出现的例外情况。

46

慎重地使用提问

在治疗过程中REB治疗师可能会提出大量的问题。当他们在收集来访者有关问题的信息时，以及鼓励来访者识别、挑战和改变他们的僵化/极端的态度时都会涉及提问。鉴于提问技术在治疗过程中发挥着重要作用，治疗师就需要对其慎重使用，并且需要非常注意提问时出现下面这些错误。

问不相关的问题

当运用提问技术对来访者作整体评估时，治疗师要避免问一些不相关的问题。特别是要避免问一些仅仅是出于好奇的问题，而不是那些有助于更好地了解来访者的问题。为了确认这种提问与问题的不相关程度，治疗师可以随机挑选一些治疗过程录音，然后在回顾的时候，问问自己："我为什么要问那个问题？""我是真的需要知道那个信息吗？还是只是出于个人的好奇？"与此同时，治疗师还可以和督导探讨一下这个问题。

提问模糊不清

当你用ABC框架来评估来访者的问题时，治疗师需要询问来访者在诱发事件中的关注点，以及困扰他们的情绪和行为是什么。这会使治疗师更轻易识别出他们的僵化/极端的态度。笼统的提问只会获得笼统的回答，而这会干扰评估过程。就笼统问题和具体化问题的对比提问举个例子："当那件事发生时你是怎么反应的？"和"当你的老板批评你时，你的感受是什么？你又做了什么？"。

问太多"为什么"

有些有关"为什么"的问题会是建设性的，然而问太多这种问题，可能会让来访者产生防御，他们可能会将治疗师的询问看作是一种批评或是审问。而且，这种提问可能反映出治疗师对貌似来访者的行为原因作出很华而不实的推测的倾向，这些原因虽然有趣却可能是无用或不准确的（比如说："你为什么一直拒绝亲密行为？"）。

用太多问题轰炸来访者

在治疗中用太多问题轰炸来访者，特别是在检查态度过程中是有风险的。这些年来我们听说过或者督导过的一些REB治疗师，像连珠炮一样地对来访者提问，那阵仗就像是面对对方证人不停发问的律师一样。这样做几乎是没有成效的。所以，当治疗师提问时，特别是在帮助来访者检查僵化/极端的态度的时候，要使用一种明智而又敏感的方式，以保证来访者能够思考他们的答案（Neenan，Dryden，2002）。

未能评估来访者的反应

在提问时，治疗师要确保评估来访者给出的答案。强调这一点的原因是，来访者有时会答非所问或者无视治疗师的问题。首要的原则就是：当治疗师提出一个包含特定治疗目的的问题后，要对他们的回答做出评估，如果来访者没有回答这一问题，要巧妙地让他们注意到这一点，并且再次提出该问题，有必要的话可以换另一种方式。下面举一个例子。

治疗师：当你的老板批评你时，你有什么感受？

来访者：我感觉，又来了，除了批评没什么了。

治疗师：这是你的想法而非感受，当他批评你时你内在的感受是什么呢？

来访者：嗯……我感觉很生气。

没有给来访者足够的机会做出反应

如果治疗师提出了很好的问题，那么就要给来访者回答它的机会。抱有低挫折容忍能力处事原则的REB治疗师很可能会太过急躁，进而使来访者不能充分地去思考那些比较难回答的问题。这种治疗师经常会自问自答，特别是在治疗的检查过程中。

举例来说，治疗师可能会问这个问题："你必须要做得很好的依据是什么？"来访者可能并不能立刻作出回答，随着时间的推移治疗师会发现自己已经替来访者回答了这个问题："根本没有依据表明你必须要做得很好，你只是期待这样做。"鉴于REB治疗师的主要作用就是鼓励来访者去思考自身，所以给他们足够的机会这样做是很重要的（Neenan, Dryden, 2002）。因此，治疗师不要急着去自问自答，否则治疗就会变成独白而非谈话了！

难以多样化提问

很重要的一点是，治疗师需要确认来访者对这种苏格拉底式提问是否适应良好。苏格拉底式提问，在这里指的是这种鼓励来访者反思自身以及开放式的问答。有一些来访者会觉得这种苏格拉底式提问很难回答，而这时如果治疗师还是坚持这样的提问方式，情况不仅会变得令人难受，还会影响治疗。如果治疗师发现有的来访者对这种苏格拉底式提问适应不良的话，要改变提问的风格，考虑尝试封闭式的问答。与其问来访者"当抱有哪些想法时，你会使得自己很焦虑？"，不如说"你觉得自己必须要做得很好吗？还是，你想要做得很好，但是并不是必须这样？"

不能恰当地使用开放性问题和理论派生性问题

将开放性问题和理论派生性问题区分开十分重要。开放性问题一般类似这样：

"当抱有哪些想法时，你会使自己很焦虑？"，而理论派生性问题是指从REBT的理论中派生出来的问题，比如"当你有哪种需要时，你会觉得自己很焦虑？"。治疗师向来访者提问太多开放性问题有时会适得其反，如果他们没有足够的能力和耐心来区分"灵活"和"僵化"的态度。如果出现这种情况，治疗师可以给来访者简单解释说明一下这两者的区别，随之再提出理论派生性问题。当然，对于那些能独立思考以及喜欢独立思考的来访者而言，开放性问题会比理论派生性问题更适合。

关键点

治疗师需要注意REBT中的提问方式，并了解哪些提问的错误需要避免。

47

评估 A 时要特别谨慎

在REBT的理论中，A代表逆境。乍看这个概念好像很简单，实则非常复杂。

（1）逆境构成了来访者所处的大环境中的一部分。当他们向治疗师描述A时，可能会谈论那个大环境，而不能聚焦于真正困扰他们的那一小部分。

（2）就像鲁斯·韦斯勒和理查德·韦斯勒（Wessler，Wessler，1980）所指出的那样，A经常是来访者对自己所知觉到的事物的推断和演绎。所以当来访者说他们在给一群学生作报告，所有人都感觉很无聊时，他们所指的并不是一个现实的场景，而是他们所主观认为的。就像鲍勃·摩尔（Bob Moore，1983）所强调的那样，推断总是纠缠在一起形成推断链。当这种情况发生时，治疗师需要帮助来访者识别出这些纠缠在推断里的最本质的部分，这些推断潜藏在他们的困扰之后形成了来访者的僵化/极端的态度[详见Neenan，Dryden（1999）]。我们称之为"逆境"。

（3）作为人类，我们具有迅速将注意力切换到逆境不同方面的能力。我们用不同的方式评估这些方面，并且这些评估（或僵化/极端的态度）导致了不同的困扰。所以，如果治疗师认为来访者在逆境中只有一种情绪体验的话，那恐怕是对来访者的体验过于简化了。

（4）像在第20个关键点讨论的那样，来访者对于逆境的解释常常因为他们的僵化/极端的态度而看起来五花八门。如果出现了特别夸张化的表述（比如"我觉得自己要死了"），这时鼓励来访者假设这是否是真的并非明智的做法，因为面对这么大的悲剧，治疗师去帮助他们理性且灵活地思考是不太可能的，这时最好将其视为

先前僵化 / 极端的态度所导致的严重歪曲的推断结果。

鉴于逆境 A 的复杂性，治疗师在评估它时要特别小心。同时这样做的时候要谨记下面的几个关键问题。

（1）我是不是在评估逆境中在临床上最重要的部分，也就是引发来访者僵化 / 极端的态度的那部分？

（2）我是该关注那些可以向来访者展示其能灵活、非极端地思考的部分呢？还是需要去跟他们解释僵化 / 极端的态度对他们的推断所造成的影响呢？如果是后者的话，治疗师需要帮助来访者找出在推断链的前段那些相对不那么消极的 A。然后治疗师可以识别出有关这个 A 的僵化 / 极端的态度，并向来访者说明它是怎样引发那些在推断链后段所出现的过分夸大化的推断的。

另一个有助于减少因为 A 的复杂性所产生的困惑的策略是，让来访者训练自己去寻找那些在困扰中占据重要地位的逆境。鼓励他们向自己提问："在那个情境中最困扰我的是什么？"，或者教给他们推断链。当治疗师教给来访者如何去识别 A 时，鼓励他们去找出困扰自身的主要情绪。记住这些并且在脑海中不断回顾，然后鼓励他们利用这种感受去搜寻那些引发他们僵化 / 极端态度的相关情境。同样的，治疗师还可以教他们问自己："在这个困扰我的情境里，发生的最糟糕的事情是什么？"这和下面这种问法是全然不同的："在这个情境中，能够发生的最糟糕的事情是什么？"基于此，治疗师能够将兴趣更多地放在来访者所经受的实际困扰（经验推断），而非他们原本可能会受到的困扰（理论推断）上。

训练来访者运用推断链是很复杂的，而且可能只有很少一部分来访者能够有效运用。事实上对于 REB 治疗师（无论是新手或富有经验的治疗师）来说，想要精通这种技术都是有难度的。如果治疗师要去教来访者这种链式推断的话，可以参考鲍勃·摩尔（Moore，1983）对于这项技术所给出的详细步骤指导。谨记链式推断的目的是去找出来访者的 A，而不是去找出在这之下的僵化/极端的态度。当然，也可以这样做，而且一些认知派的治疗师也是这么做的[参见 Burns（1999）对于用箭头向下技术（downward arrow technique）的讨论]。

治疗师可以帮助来访者找出 A 的另一项技术是温迪的神奇问题（Windy's Magic Question, WMQ），正如表 47-1 所示（Dryden, 2019a）。这是我（WD）试图简化识别过程的一种尝试。

表 47-1 与 Sam 有关的温迪的神奇问题（WMQ）

> 这个问卷的目的是让来访者在已经评估出他们的不健康的负面情绪 C，并确定和简要描述过 C 发生的"情境后，被帮助或帮助自己识别或尽快识别逆境（即最让来访者不安的事）"。在这里，我将展示我(WD)如何使用这个方法与我称之为"Sam"的来访者交流。
>
> **步骤 1**：我告诉 Sam 专注于困扰自身的情绪 C（这里是指焦虑）。
>
> **步骤 2**：然后我告诉他专注于 C 发生的情境（这里是指和一群人待在社交聚会中）。
>
> **步骤 3**：接下来，我问 Sam"什么因素可以消除或显著降低 C？"（在这种情况下，Sam 说："看起来很酷，很冷静。"）在这一点上，我注意到 Sam 没有改变这种情境（也就是说，他没有说一些像"不参加社交聚会"这样的话）。
>
> **步骤 4**：相反的情况可能是 Sam 的逆境或 A（用 Sam 的话来说是"看起来慌张和焦虑"），但我核实了一下情况是否如此。我问，"那么，当你参加社交聚会的时候，你最担心的是看起来慌张和焦虑吗？"Sam 说"是的"。如果没有，我会再次使用这个问题，直到 Sam 确定他在所描述的情境中最担心的是什么。

最后，在和来访者相处一段时间之后，治疗师开始了解困扰他的 A 的类型。之后治疗师可以帮助来访者识别其困扰的主题，并且运用这些主题指导其识别生活中具体问题 A。也就是说，如果来访者在治疗中多次提到他因"拒绝"而产生困扰，那么治疗师就可以鼓励他问自己，当他在社交情境中感到情绪低落时是否认为自己遭受了拒绝。

随着治疗的推进，当来访者在 A 中对反复出现的主题持有一个或多个僵化／极端的态度的倾向越来越明显时，治疗师可以以一个更加抽象的角度去帮助来访者识别并处理关于主题 A 的核心僵化／极端的态度（比如，对于赞赏的需要）。治疗师应当在治疗的后期去做这些事，因为就像我们在书中其他地方提到的那样，来访者不是因为笼统的主题而使自己受到困扰，而是因那些体现主题的具体事件而受到困扰。

关键点

REB 治疗师应当意识到评估 A 远比最初看起来的要难；也应学习评估来访者问题中的 A 的不同方法。

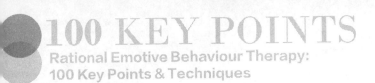
48

聚焦于核心的僵化 / 极端的态度

核心的僵化 / 极端的态度指的是那些在来访者的困扰中占据重大比例，并且能够解释为什么来访者在各种不同的情境中都让自己感到困扰的态度。核心的僵化 / 极端的态度一般都是宽泛的而非具体的，并且能够在治疗师和来访者处理了具体的僵化 / 极端的态度之后被很好地识别出来。核心的僵化 / 极端的态度往往存在于来访者在不同情境中都表现出的相同（或十分相似）的僵化 / 极端的态度中。下面举个例子来说明："在生活中的大部分场合我都必须要有掌控感，如果我失去掌控了，就说明我很懦弱且没有价值。"

有时来访者可能会在具体的情境中表现出这种僵化 / 极端的态度。也就是说，抱有这种核心的僵化 / 极端的态度的来访者可能会觉得在公众场合讲话很令他们焦虑，因为他们会害怕失去对讲话流畅性的掌控感。同时他们也可能会很难建立亲密关系，因为他们认为自己必须处于上风并且能掌控这些关系。回避行为也是发现核心的僵化 / 极端的态度存在的线索，即来访者会倾向于回避可能会威胁其控制感的情境。

有些 REB 治疗师认为为每一位来访者设计出一个案例结构是很重要的，意思是指建构一个来访者核心的僵化 / 极端的态度的总览图，以此展示它们将会如何影响来访者具体的僵化 / 极端的态度，并解释其情绪上、身体上和行为上的症状模式，以及它们如何影响来访者个人人际关系（Dryden, 1998）。这里重要的是治疗师不仅帮助来访者识别出他们核心的僵化 / 极端的态度，还要帮其理解这些态度对他们现在的生活所造成的影响，以及如果不改变它们，对未来的生活将会持续造成的影响。比如说，如果来访者核心的僵化／极端的态度是有关依赖的，治疗师帮他们明白持有这种态度会促使他们急着去组建自己的家庭，所以他们经常会卷入和他人的感情中，即便那人其实不适合自己。同时治疗师可以引导来访者去发现独立所带来的不适，而且这也可以解释为什么他们一边抱怨着没能发挥自己的潜能一边却害怕承担风险。

核心的僵化／极端的态度不仅能解释为什么在不同的情境中来访者都会使自己陷入困扰，同样还能解释为什么他们会为了一时痛快而放弃长远的所得，并因此对自己设限。也就是说，持有"依赖"的核心僵化／极端的态度的来访者会去寻求熟悉的环境以获得他人对自己的照顾，因为他们觉得这样做让自己很舒适，而没有考虑这种行为可能会对自己长远的幸福产生深远的阻碍。

在处理来访者核心的僵化／极端的态度的同时，治疗师应当帮助他们建构可供选择的核心灵活／非极端的态度，然后看当他们相信并实践这些更健康的灵活／非极端的态度时生活会有什么不同。同时也要帮助来访者对个人改变形成一个现实的看法：不仅要帮助他们认识到改变核心的僵化／极端的态度的长远好处，也要鼓励他们去接受这样做产生的短期不适，比如说他们需要忍受不舒服以及一定程度的陌生感。

随着治疗的推进，治疗师可以提醒来访者在关注核心的僵化／极端的态度的同时也要注意在特定情境下显现的具体僵化／极端的态度。教来访者学会自我提问："去控制这倔强的大脑真的是我想要的吗？"帮助来访者认识到他们需要在不同的情境中反复地检查核心僵化／极端的态度，因为这样做可以鼓励他们坚持按照新建构的核心灵活／非极端的态度做事，而不是去继续坚持那些旧的核心僵化／极端的态度。

最后，治疗师需要帮助来访者将其核心灵活／非极端的态度从生活中的一部分推广应用到另一些可能并没有在治疗中提到的领域。这个过程同时也包括去处理那些可能退行以及复发的问题。因为核心的僵化／极端的态度在来访者的态度系统中处于一个更中心的位置，并且有着更加深层的影响，相对来说也是更难改变的，这也意味着那些情绪以及行为上的退行和复发也是非常容易产生的。治疗师需要帮助来访者去接受这个残酷的现实，有关预防复发的问题可以参考第21个关键点。

关键点

REB治疗师应当认识到核心的僵化/极端的态度是来访者很多困扰的根源。关注这些核心的僵化/极端的态度并且帮助来访者去改变它们，明智的治疗师能够体会其中的艰难。

49

寻找隐藏在来访者言行举止中的
僵化／极端的态度

在REBT治疗的初始阶段中治疗师将会经历下述情境：

① 和来访者一起找出困扰他们的情绪和自我挫败行为；

② 教会来访者REBT的ABC；

③ 仔细检查他们具体的僵化／极端的态度。

像之前提到的那样，接下来治疗师会帮助来访者去识别、检查以及改变核心的僵化／极端的态度。此外，在治疗进入中期之前，治疗师通过鼓励来访者识别出那些隐含在他们言语和行为中，但和C中他们的困扰情绪和行为没有直接关联的微妙的僵化／极端的态度也是很有帮助的。这样做的重要性在于可以帮助来访者在自身的僵化／极端的态度中作出系统改变。

来访者可能并不能意识到这些僵化／极端的态度在他们的言行举止中产生的广泛影响，所以会巧妙地持有这些僵化／极端的态度。在治疗的开始阶段，治疗师需要对这些隐藏在来访者言行举止中的僵化／极端的态度有所觉察，然后可以利用这些信息建立并检验有关来访者隐含的僵化／极端的态度的性质的假设。当然了，不要急于在治疗的初始阶段就直接去处理这些隐藏的僵化／极端的态度，因为在处理这些潜藏的僵化/极端的态度之前，更重要的是让来访者意识到那些明显的僵化/极端的态度。

那么存在于来访者言语中的僵化/极端的态度又是怎样表现出来的呢？想象一下，在治疗的初期，在一次会面中，来访者来晚了一分钟并对此不停地道歉，这可能预示着在有关时间方面或者是对于一些可能发生的拒绝，他们持有一些僵化/极端的态度。再想象一下另一种情况，在初次治疗结束时，来访者在付费的时候说："你能见我实在是太好了！"这种情况可能预示着一种对于反对的潜在的僵化/极端的态度。而在处理团体治疗时，通过仔细聆听来访者和他人的交流，治疗师会获得很多关于这种潜在的僵化/极端的态度的信息。

潜藏的僵化/极端的态度同样会存在于来访者的行为之中。眼神接触：一些持有与羞愧相关的僵化/极端的态度的来访者，可能会通过在其治疗或社交中频繁转移视线表现出来。当然，在和他人的交流中我们都会转移视线，但是持有这种基于羞愧的态度的来访者，这样做的目的是避免那些他们感知到的来自他人的严厉或是不赞赏的打量。然而，在这样做的同时，他们也展现出并在不知不觉中强化了自身的僵化/极端的态度。

当来访者在改变自己的核心僵化/极端的态度中取得进展，并且开始根据新的核心灵活/非极端的态度采取行动时，治疗师可以提醒他们注意那些日常生活中言行举止上的潜藏的僵化/极端的态度的微妙影响。

关键点

REB治疗师应当觉察到来访者司空见惯的言行举止中潜藏的僵化/极端的态度。在治疗初期将这些态度作为评估的一部分，然后在治疗的后期，等到来访者在那些更显而易见的僵化/极端的态度的改变上取得进展之后，再去处理它们。

50

检查僵化/极端的态度时，警惕你的不敏感

在治疗过程中，当治疗师准备帮助来访者检查他们的僵化/极端的态度时，理想的状态是来访者已经理解了这些僵化/极端的态度与他们的情绪或行为问题之间的关系。当帮助来访者检查僵化/极端的态度时，治疗师可以使用实证的、符合逻辑的、实用的论据鼓励他们放弃僵化/极端的态度并帮助他们确立和深化一套灵活/非极端的态度。既然是鼓励来访者放弃他们所坚信的僵化/极端的态度（尽管是他们的自我欺骗），那么当引导来访者检查僵化/极端的态度时，治疗师要尽量保持敏感和机智，要使他们理解治疗师针对的是这些僵化/极端的态度而非来访者本人，并鼓励来访者将他们对检查干预的感受及时反馈给治疗师。

当来访者遭受创伤性事件，如强奸、性虐待或其他形式的虐待时，则更加需要治疗师的机智和敏感。在这种情况下，治疗师要避免使用实证性的论据，像"哪有证据表明你绝对不应该被强奸或虐待？"这样的说法，从其本质来说是不够敏感的，按照我们的观点，应该避免使用。根据我们的经验，治疗师在这种情况下不加思考地使用REBT来质疑来访者的僵化/极端的态度，其结果是来访者可能会认为被治疗师二次攻击或虐待。

因此，当检查来访者有关虐待经历的僵化/极端的态度时，治疗师应当表现出理解来访者的情绪反应，并表明对遭遇这样的事件感到非常难过，这是对治疗有益的表现，这一点至关重要。治疗师的首要任务是共情。其次是解释他们要团结起来帮助来访者排除额外的困扰，而不是排除他们有益的难过情绪（参见第24个关键点）。治疗师需要不断地向来访者表达他们的经历是非常悲惨的，这意味着他们有着

非常糟糕的经历。所以，如果有来访者说发生在他们身上的事情是"糟糕的"，直接挑战他们这种"严重化的"态度将是不明智的。而是要帮助来访者坚信他们能超越这些经历，即使他们不能忘记发生过的事，也能重塑并继续生活。这样的干预需要智慧和技巧，建议在使用之前最好寻求详细的督导。你可能注意到一个有意思的事，REBT的领军人物雷蒙德·迪吉斯裴（Raymond Di Giuseppe）（Dryden，2002a）谨慎地质疑了来访者"严重化的"态度。以此来验证他认为来访者把这些质疑看作不敏感的、刻薄的且不利于建立或维持有效的工作联盟的想法。

相反，如果治疗师使用这样的说法，如"这些经历并不糟糕""还有可能发生更糟糕的事情"，最好的结果是被来访者认为这是一个不相关的说法，最坏的结果是来访者认为你不专业，尽管按照REBT理论来说这个论据是正确的。尤其当来访者持续遭到男人的虐待，而你又是男性治疗师时，结果更是如此。在这种情况下请记住下面的口号：敏感性大于REBT理论。关于如何处理"严重化的"态度的近期研究参见Dryden（2020a）的文献。

关键点

当检查来访者的僵化/极端的态度时，特别是在来访者被现实生活中的悲剧困扰时，REB治疗师要更加敏感。

51

评定改变的缘由

当来访者报告他们的状态有所改善时，评定来访者发生改变的原因很重要。治疗师要明确来访者的改变是通过改变他们的僵化/极端的态度，通过改变他们歪曲的推理，通过避免某些导致问题的诱发事件，通过改变环境，还是仅通过改变行为而没有改变相关的思维而实现的（Dryden，Neenan，2004b）。此外，还要看来访者改变的一致性，即他们克服困扰情绪的同时也改善了自身行为，还是情绪或行为中仅有一方发生了改变。

来访者报告他们在困扰情绪中发生了积极的转变，现在正以自我提升的方式来行动时，治疗师要确定这些转变是否建立在治疗中最期望获得的潜在态度改变的基础之上。如果来访者通过调整他们心理功能的某些方面而发生了显著的改变，但这些心理功能并不涉及态度的变化，那么除了推动来访者灵活地采取其他措施和持续改变他们潜在的僵化/极端的态度以外，治疗师还需要强化这些改变。

关键点

当来访者报告自身状态有所改善时，治疗师要评定发生改变的原因。如果来访者尚未改变他们的僵化/极端的态度，治疗师要继续鼓励他们改变僵化/极端的态度。

52

强化改变，而不是强化获得赞许的需要

在阿尔伯特·埃利斯生前的带领下，REB治疗师总体上非常小心不要强化来访者获得赞许的需要。所以，我们倾向于避免与来访者形成过度亲密的依恋关系或者给予他们过多的表扬。我们热衷于避免强化来访者获得赞许的需要，导致有些治疗师不能给予来访者足够的鼓励来推进或维持他们的改变。有利于来访者做出改变的健康鼓励形式包括："你成功了，这很好！"或者"你能这样做，我很高兴！"对于有些来访者，治疗师可能希望加上一些幽默或讽刺的说法，像"不过这并没有使你成为一个更好的人"或者"但是这并不意味着我更喜欢你"。如果给来访者以健康的鼓励，那么治疗师将成为对他们有用的榜样，以便来访者能学会自我鼓励、表扬自己的行为，并用同样的方式对待他人。很好的经验是：治疗师的表扬与来访者的努力程度相当。

当来访者并未从家庭作业中获益时，治疗师仍然有必要鼓励他们继续努力。在此，区分努力和努力后的结果很重要。所以，治疗师可以对来访者说："很遗憾你未能从作业中获得我们所期望的收获，但是你所付出的努力让我很受鼓舞。现在，让我们一起来发现是什么阻止你获得我们所期望的这些收获。"注意，这里的重点是"学习"而不是"成功"或者"失败"。

即使来访者一直未能从家庭作业中得以改变，治疗师可以通过强调他们产生改变的潜力鼓励来访者继续坚持下去。治疗师可以这样说："你没有坚持做家庭作业实在是太可惜了，因为如果你坚持下去，你确实会发生改变。"然后把这一问题作为该治疗阶段的主要议题加以充分讨论。

　　让我们以警句来总结这一点：务必鼓励来访者发生改变，但要避免鼓励来访者去做超出他们潜力以外的，或者在那个特定阶段对他们而言太具有挑战性的事。在充分了解了来访者以后，治疗师只能得出上面这样的结论。这也是一个需要与你的REBT督导进行讨论的非常重要的问题。

关键点

当强化来访者为改变而努力时，REB治疗师要避免强化他们获得赞许的需要。但是，不要因为这一点而放弃为来访者提供健康而有益的鼓励，要鼓励他们在改变中所付出的努力。

53

评估元心理困扰，并酌情处理

在第43个关键点中简单地提到过，人们会无意识地保留他们的问题，是因为他们自己有这些问题或对这些问题的某些突出方面感到困扰。这在REBT中被称为"元情绪困扰"（meta-emotional disturbance），其字面意思是因情绪困扰而产生的情绪困扰。因此，来访者可能自我困扰于：

① 他们的困扰情绪；

② 他们的身体感觉；

③ 当体验到困扰情绪时他们如何表现；

④ 当体验到困扰情绪时他们的行为冲动，但他们没有立刻行动；

⑤ 当体验到困扰情绪时他们的想法；

⑥ 针对以上内容的推断（例如，如果一个人体验到心跳加速，他们推断自己正在失去控制）。

因此，很重要的一点是，当治疗师评估来访者主要的情绪问题时，也要评估是否有元情绪困扰。如果发现来访者有元情绪困扰，治疗师需要和来访者一起确定在解决主要的情绪问题之前，是否要先解决元情绪困扰。这里有几个标准可以解决这方面的问题。我们建议你基于以下标准来处理来访者的元情绪问题。

① 元情绪困扰的存在对来访者在治疗中专注于他们的主要情绪问题产生了显著影响。

② 元情绪困扰的存在对来访者在每天生活中专注于他们的主要情绪问题产生了显著影响。

③ 元情绪困扰比主要情绪问题更重要（例如，自杀比自律失败更重要）。

④ 来访者看到了在解决主要情绪问题之前解决他们的元情绪困扰的意义，并同意这么做。

正如本书中一贯主张的那样，在REBT中工作联盟问题比技术问题更重要，因此，上述标准中最后一个标准可能是最重要的。如果来访者不能与治疗师一起去解决元情绪困扰问题，那么即使满足了前三个标准，治疗也将收效甚微。

关键点

治疗师要清楚元情绪困扰这一概念，并且评估来访者是否存在元情绪困扰。使用我们列出的四个标准来确定是否需要建议来访者在解决他们的主要情绪困扰之前先解决他们的元情绪困扰。请记住，如果没有来访者对元情绪困扰的积极认同和参与，治疗师的工作将收效甚微。

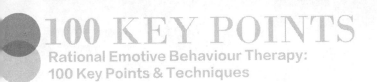

54

何时处理有问题的想法和态度，
何时鼓励他们用心接受

在认知行为疗法（CBT）传统中一个持续增长的趋势是建议来访者谨慎接受无效认知的存在而非关注改变它们。这一方法被认为是"CBT的第三浪潮"。另外，REBT（被认为是"CBT的第二浪潮"）建议来访者识别、检查并改变僵化/极端的态度（即ABC框架中的B），并改进存在于"A"或"C"中的歪曲推断。简言之，为了改变让人产生困扰的认知，REBT建议来访者全心参与解决它们（例如推断和态度）。

这两条途径在REBT中都有用吗？乍看之下很难得出结论，但经过进一步的分析，我们认为它们同样有用。因此，下面就介绍我们（WD）如何将以改变不合理想法和态度为目标的基于改变的干预（change-based interventions, CBIs），与以谨慎接受认知为本的基于接受的干预（acceptance-based interventions, ABIs）都应用于其中的方法。

（1）当鼓励来访者检查他们的僵化/极端的态度时，我首先使用CBI焦点法。当来访者认为他们在任何特定的场合已从CBI焦点法中获得足够多时，如果僵化/极端的态度仍然存在，我鼓励来访者转向ABI焦点法。在任何单一的检查阶段期待一个人对CBI的干预深信不疑是不现实的。

（2）对于僵化/极端的态度所产生的高度歪曲的认知结果，我首先教来访者理解这些想法为什么是歪曲的（例如，它们是僵化/极端的态度的产物）。然后，我帮助来访者用这些想法去识别产生于自身的僵化/极端的态度，并用CBI焦点法处理这些僵化/极端的态度。接下来我可能帮助来访者运用CBI焦点法去应对这些认知结果，但也让他们认识到在此阶段这些想法可能仍在心中反复出现，因此这时我鼓励来访者转向ABI焦点法。这种反复是一个自然的过程，因为人的心智不会仅仅因为在某一时刻成功地使用了CBI方法就脱离这些想法。

正如"第三浪潮"CBT的治疗师指出的那样，当来访者沉浸和纠缠于僵化/极端的态度及歪曲的推断之中时，他们是不太可能会发生有效转变的，正因如此，我赞成使用ABI焦点法。然而，从REBT的观点来看，治疗师鼓励且来访者也能够运用CBI焦点法对僵化/极端的态度及歪曲推断做出突破性的改进，治疗将有很大进展。

对于何时要鼓励来访者去应对有问题的想法和态度，以及何时接受这些想法或态度，上述仅是一己之见。关于这一问题，我们也希望你能形成自己的具有创造性的实践。

关键点

有时来访者能够对他们有问题的态度和推断做出建设性的反应，有时则不能。REB治疗师要首先鼓励来访者检查这些不合理认知，然后鼓励他们谨慎接受这些认知。

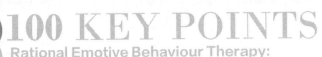

55

不断重复

来访者很少能在一次会面之后学会放弃僵化/极端的态度，并转变为深信不疑的灵活/非极端的态度。他们可能在一个面谈单元中理解了REBT原则，在下一个面谈单元中却表现得就像他们从未听说过这一原则似的。因此，在来访者开始理解并按照你所教的那样做出理性行为之前，治疗师需要认识到不断重复干预的重要性。对有些来访者而言，以完全相同的方式重复REBT原则很重要。因为，听同样的理性信息，以同样的方式重复有助于某些来访者更好地去理解。对于这样的来访者，如果治疗师每次以不同的方式教他们，他们会感到非常困惑。所以，治疗师要问来访者他们是以同样的方式不断重复同样的材料理解起来更容易，还是每次以不同的方式教同样的内容更有效。尽管来访者的回答不能被看作是绝对标准，但是对于治疗师选择以何种方式呈现REBT原理是十分有用的。

一旦证实来访者更愿意接受多样化，治疗师就应该尝试用各种不同的方式重复REBT原则，例如，运用不同的解释说明、各种各样的类比及视听辅助手段。有的来访者需要治疗师不断地改变传递信息的媒介，直到他们指出哪一种方式是有效的。在这种情况下，治疗师要采用来访者所偏好的技术来重复REBT原则，直到他们照此行动，并将这些原则加以内化。

关键点

治疗师往往需要不断重复REBT原则，直到来访者学会并将它们内化。要意识到有些来访者习惯以同样的方式学习这些原则，而有的来访者则习惯更加多样化的方法。

56

若有疑问就回到最初的原则

谢尔登·科普（Sheldon Kopp, 1977）写过一本非常有用的书，叫作 *Back to One*。他指出，当治疗师成为创新实践者时，他们就在其工作中引入了大量多样化和实验性的干预。然而，他重点强调有些治疗师被其创造性带远了，以至于对治疗带来了损害。如果出现了这种情况，科普建议治疗师要不忘初心，意思是回到指导治疗师工作的最基本的原则。我们赞成在你的工作中使用"奥卡姆剃刀定律"（Ockham's Razor）：不要因为创新而使干预过度复杂化，尽可能地使事情简单直接。当有治疗依据时才要创新，不要因为个人享受而创新。

我（WD）重视疗法上的创新，但偶尔会在来访者真正掌握某些基本原则之前就过度使用创新，而这些基本原则正是REBT在实践中获得成功的基础。我有时会省略正式教给来访者REBT的ABC理论的过程，导致他们不能清楚地看到僵化/极端的态度对其情绪和行为问题产生的影响。有时，我会忘记强调在治疗中我期望来访者积极配合从而产生改变。当我回到最初的原则时，治疗活动已经开始了。

关键点

治疗师在REBT实践中要有创造性，但不要忽视治疗方法最基本的原则。如果不知道该如何与来访者继续进行下去，就回到最初的原则，也就是不忘初心。

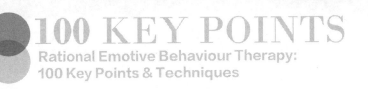

57

灵活地结束治疗

来访者会以不同的方式结束治疗。有时他们按照计划结束，有时则不按计划结束。既然有多种结束治疗的方式，治疗师要采取灵活的方法来结束治疗。

一种方式是增加治疗会谈之间的时间间隔，并鼓励来访者对他们的自我改变过程承担更多的责任。此时，治疗师要将角色转变为教练或者顾问，当来访者在运用REBT技巧去解决生活中的问题遇到困难时，治疗师应当鼓励他们积极寻求帮助。因为治疗并未真正结束，所以将这种方法称为终结治疗不太恰当。因为来访者可能在若干年后再回来进行一次治疗面谈的或简单几次治疗。这是按照布德曼和古尔曼（Budman，Gurman，1988）的做法形成的结束治疗的模式，他们认为治疗可用来对一个人生命周期的不同阶段做干预，特别是在来访者从一个阶段过渡到下一阶段遇到困难时。在这种结束模式中，治疗会面是最好的助推器，可为来访者提供：

① 简短的REBT原则重修课程，这些原则可能已被来访者忽略或遗忘；

② 看待REBT原则的新视角；

③ 进一步鼓励来访者继续使用他们在前面治疗过程中内化过但还不太熟练的技巧。

另一种结束治疗的方式是设定一个具体的结束日期，在此之前并不相应减少会面的频率（当然这两种结束模式也可以结合起来）。当来访者离开治疗师所在的地区，或者去了其他国家时，可使用这种特定的结束模式。治疗师可能认为来访者仍需进一步的治疗，但是继续保持线下治疗是不现实的。在这种情况下，治疗师就可以给来访者推荐他新居住区的REB治疗师。我们往往不能设定结束治疗的具体日期，原因是来访者没有足够的勇气对他们的自我改变过程负责，或是治疗师没有给来访者足够的机会去独立运用REBT技巧。

还有一种被称为"暂时终止"的结束治疗的方法。根据这种方法，治疗师认识到来访者可能并未准备好结束治疗，但目前来看他们的生活中并没有什么逆境需要去面对。当然，他们也就没有必要接受更进一步的治疗了。例如，一个在人际关系中有赞许需要的来访者，当他们没有某种人际关系时就可以很好地去应对，这就需要确立新的关系来帮助他们解决赞许问题。为了更好地解决来访者的问题，需要有能让他们产生困扰的诱发事件的刺激。因此，治疗师可以建议来访者暂时结束治疗，直到他们开始新的关系或者遇到了激发他们出现僵化／极端的态度的情境时再继续治疗。

最后，既然结束与来访者的工作联盟是治疗过程中的重要阶段，治疗师一定要与来访者讨论，并选择最好的方式来结束。

关键点

REB治疗师要清楚结束治疗有不同的方式，应采用灵活的方式结束治疗关系，并与来访者协商选择最好的方式。

100 KEY POINTS

理性情绪行为疗法：100个关键点与技巧

Rational Emotive Behaviour Therapy:
100 Key Points & Techniques

Part 5

第五部分

鼓励来访者
在改变中前行

58

谁的大脑应该承受压力

许多年前，现已倒闭的英国铁路公司曾有一则广告：让火车承受压力。这句广告词是为了鼓励游客把车留在家中，乘坐火车出游，旨在强调选择火车出行可以减轻人们自驾游的压力。理性情绪行为疗法（REBT）是否成功很大程度上取决于来访者是否能主动承担责任来帮助自己。这一责任包括来访者对于自己的思考以及主动运用改变认知的技术。因此，REBT是一种鼓励来访者运用自己的大脑并将所学付诸行动的疗法。

然而，由于REBT是一种主动–指导的疗法，治疗师很容易会替来访者做许多工作，这会使得他们产生精神懈怠，尤其是教他们学习REBT原理的时候。但只要有可能，治疗师就要尝试用苏格拉底式提问法与来访者交流，鼓励他们独立思考。然而，如果治疗师的确需要使用说教式的解释，那么很重要的一点是要鼓励来访者用他们自己的话来理解治疗师所要传达的信息。这不仅仅可帮助来访者主动参与到治疗过程中，同时也帮助治疗师得到治疗反馈，使治疗师知晓自己的沟通是否清晰明了，治疗关键点是否被来访者吸收内化。

一些来访者会鹦鹉学舌地学习REBT的原理，而这一点对治疗是不利的，也是作为治疗师需要加以防备的。这些来访者希望只要对自己重复说一些话就足以带来改变。然而，正如我们对来访者所说的："我能够教一只鹦鹉灵活地说话，但是我不能教一只鹦鹉灵活独立地为自己思考。"

一旦来访者在生活中开始使用REBT的方法来改变自身，那么让来访者的大脑承担压力或者说鼓励他们自己思考就非常重要。当治疗开始时，使用开放式的提问方式使来访者独立思考的程度最大化，而非使用主动–指导的姿态去面对来访者。

比如说，当来访者已经学会如何使用REBT中的ABCDEs时，治疗师就可以向来访者抛出如下开放式问题来激励他们将理论运用在自己的实际问题中：

- "在那样的场合中你感觉如何？"

- "那时你的脑海中想到了些什么？"

- "那么你是如何检查它的呢？"

- "你的检查有什么样的效果呢？"

- "你怎样用不同的方式来进行检查？"

- "你相信自己的检查是有用的吗？"

- "为什么不呢？"

- "那么你相信什么？"

- "你怎么知道这是对的呢？"

- "为了强化新的态度，你是如何做的呢？"

- "为了克服困难，你会怎么做呢？"

来访者可能不能完整地回答这些问题，但是至少在提问的时候，治疗师是在鼓励他们为自己的问题思考，是在让来访者的大脑而非治疗师的大脑承受压力。

关键点

REB治疗师要把握住每一个机会鼓励来访者为自己的问题思考；警惕来访者死记硬背REBT的原则；并让来访者的大脑承受压力。

59

鼓励来访者参与和产生改变相关的任务

在REBT治疗过程中，治疗师和来访者都有着各自的任务，治疗目标在一定程度上取决于来访者的治疗任务。如果咨访关系较好，那么来访者就更有可能参与到这些任务中去。除了保持治疗的目标导向，保持并发展良好的咨访关系之外，在鼓励来访者完成任务的过程中，治疗师还需要考虑以下几点：

（1）治疗师要确保来访者理解他们需要完成的任务，而且要使他们明白参与这些任务能够帮助他们实现治疗目标。

（2）治疗师应当只给来访者推荐有足够治疗效果的任务，也就是说如果来访者充分完成了任务，那么这项任务就要能够为来访者带来好的治疗效果。在这里，相关文献资料的知识储备是很重要的。比如说，在一个焦虑症患者的案例中，虽然认知疗法在这样的来访者身上的效果不明显，但是暴露疗法（exposure tasks）能够产生很好的治疗效果。因此，如果来访者是焦虑症患者，却没有使用暴露疗法，那么就更不容易实现来访者的治疗目标。

（3）治疗师要确保来访者有能力参与到相关的治疗任务中。让一个智力有限的来访者完成一个复杂的自助式表格可能会以失败告终，反之，让一个聪明的来访者去完成那些过于简单的任务，这对于他们来说是对其智力的侮辱。

（4）在考虑来访者需要完成的治疗任务时，治疗师要关注来访者的精神病理程度。正如第6个关键点中所提及的，一个具有极佳治疗效力的任务，当在不恰当的时候让来访者去完成，他们会觉得"难以承受"进而产生相反的作用。

（5）因此，虽说具体的治疗任务可能会有明确的指向性，但是对治疗师来说更重要的可能是向来访者做出让步，并鼓励他们去完成那些可行的任务，而不是强制来访者去做一些他们不愿意进行的任务。

根据我们的经验，当REB治疗师给来访者太多的压力时，来访者会认为他们麻木不仁和盛气凌人。而这两个品质不利于继续保持有效良好的工作联盟。但是，当来访者面临一项具有挑战性但并非难以承受的任务时，并表现出对是否有能力去完成任务的担心，那么此时治疗师就需要考虑以下四个"C"：来访者可能会认为自己在开始任务之前必须要有足够的信心（confidence），必须体验到足够的舒适感（comfort），必须对即将发生的事情有把握（certain）并完全承诺（committed）会执行治疗任务。治疗师要帮助来访者识别自身对信心、舒适感、把握和承诺的需求，这是帮助他们参与到有挑战性的、会带来改变的任务中去的前提条件，也能帮助来访者明白他们的想法是在本末倒置。

关键点

当考虑适合来访者并有助于实现其治疗目标的任务时，REB治疗师要关注一些重要的问题。

60

使用各种各样的自助表格

在REBT中常使用自助表格，用于治疗过程中的几个有用的目的。

（1）这些表格能够以一种有意义的方式将来访者的经历组织起来。正因如此，它们能够给来访者提供获得控制感的机会，使来访者在面对自己的经历时不会不知所措。当来访者感到心烦意乱的时候，让他们填写自助表格就是相当正确的选择。

（2）这些表格能够提醒来访者他们是来帮助自己的，治疗的效果不仅仅来源于单纯地参与治疗过程，来访者还能够在两次治疗之间做许多事情来帮助自己。

（3）这些表格能够提醒来访者其问题的本质，提醒他们那些与问题相关的因素，并提示他们可以做哪些事情来解决这些问题。

表60-1~表60-3是REBT治疗过程中常用的三张表格。问题和目标评分表（表60-1）是由我（WD）设计的。它有助于来访者针对每一个问题明确自己的心理问题以及自己的治疗目标。在帮助来访者确立自己的治疗目标时，要鼓励他们关注那些可以实现的、实际的以及可测的目标。那些鼓励来访者对自己问题严重程度进行评分的部分以及对于实现这些目标所做的努力进行评分的部分，需要来访者以一定的周期进行填写（比如说每月填写），这将有助于评估其治疗进展。

表 60-1　问题和目标评分表

姓名：＿＿＿＿＿＿＿　　治疗师：＿＿＿＿＿＿＿

问题　在 0～10 中选择一个数字来代表你对于该问题的难过程度，0 代表一点也不难过，10 代表极度难过	日期					
①	评分					
②	评分					
③	评分					
④	评分					
目标　在 0～10 中选择一个数字来代表你没有困难地实现目标的进程，0 代表成就为 0%，10 代表成就为 100%	日期					
①	评分					
②	评分					
③	评分					
④	评分					

表 60-2 带有指导语的 ABCD 空白表格

情境 =

A =

r/eB（僵化/极端的基本态度）=   f/neB（灵活/非极端的基本态度）=

C（情绪后果）=   C（情绪目标）=

（行为后果）=   （行为目标）=

（思维结果）=   （思维目标）=

D（辩证检查）=

重新审视 A =

---

① 简要客观地描述一下你的处境。

② 确定C——主要的情绪困扰、功能失调行为以及随后的扭曲思维。

③ 确定A——最让你感到不安的处境。（步骤2和3可互换）

④ 设置情绪、行为和思维目标。

⑤ 确定僵化/极端的基本态度（r/eB），即僵化的态度 + 严重化的态度、对不适的非容忍态度或贬低性的态度；

⑥ 确定替代性的灵活/非极端的基本态度（f/neB），它能让你实现目标，即灵活的态度 + 非严重化的态度、容忍不适的态度或无条件接纳的态度。

背面

⑦ 检查（在D中）你的僵化/极端的态度和灵活/非极端的态度，并选择一组进行操作。给出你选择的理由。例如，你会教给孩子们哪一组态度，为什么？请记住，你所选择的态度将会帮助你实现情感、行为和思维目标。

⑧ 重新检查A，并考虑它有多现实。考虑所有的事实，有更现实的看待A的方式吗？如果有，请写下来。

表 60-3　任务安排表

在安排任务之前先完成表格的第一部分，在安排任务后完成回顾部分。

姓名：_____日期：_____

治疗师：_____

1. 任务同意书

签署任务同意书，你同意在何时以及多久做一次这个任务。尤其是具体的行为作业，以及作业过程中反复练习健康的态度。

2. 本次任务的治疗目的：

3. 完成任务过程中的困难：

有哪些困难，如果有，用你的方式完成这一任务，以及你能怎样克服它们：

（1）

（2）

（3）

任务作业回顾

4. 你具体做了什么？

5. 你从中学习到了什么？

6. 你怎样在所学的基础上进步？

自助表格（表60-2）也是由我（WD）设计的，虽然这张表格并不完美，但是的确只用这一张表格就能指导来访者梳理出ABCDE流程。

表60-3是一张任务安排表，它是由我以前的学生丹尼尔·康斯坦丁（Daniel Constantinou）、我以前的同事和我（WD）共同修订的。这张表格鼓励来访者承诺自己会对在两次治疗之间完成的作业进行记录，比如记录布置这项作业的目的、在完成作业时可能遇到的一些困难，以及针对这些困难可以采取的一些措施。最后一个部分是让来访者记录自己在完成这项作业的过程中所学到的东西。

关键点

REB治疗师要重视那些有价值的自助表格并使用它们去鼓励来访者明确自己的问题和治疗目标，检查他们僵化/极端的态度并完成作业。

61

系统训练来访者使用 REBT 自助表格

在上一个关键点我们已经给出了一些在 REBT 中常用的自助表格，接下来我们要强调的是，仅仅把表格递给来访者并要求他们填写表格是远远不够的。治疗师需要系统地训练来访者去使用这些表格。接下来以表 60-2 为例，考虑使用如下 5 个训练步骤。

（1）治疗师需要以一个问题展开工作。这个问题可以来自另一个来访者的经历。帮助来访者理解 A 和 C 需要在 B 之前完成，需要在 r/eB（僵化 / 极端的态度）中找到四种可能的僵化 / 极端的态度，以及相关的需要努力实现的四种灵活 / 非极端的态度。治疗师需要鼓励来访者选择他们想要实现的态度并说出为什么这样选择。

（2）以一个已经处理好的来访者的问题为例，治疗师要重复进行标准化的练习，这个问题最好是来访者最近刚刚经历的，以保证一些相关信息在他们的脑海中还是新鲜的。

（3）鼓励来访者以最近的另一个问题为例自己使用表格，这时候治疗师只需要在他们身边但不要给予帮助。治疗师要提醒来访者填写表格并简要解释他们为什么需要在空格处填写信息。

（4）让来访者自己完成表格。如果有必要，治疗师可以离开办公室一小段时间以鼓励来访者自己完成表格。通常需要 10~15 分钟。当治疗师回办公室时，阅读已经完成的表格并根据来访者的回答给出反馈，表扬来访者所做出的努力以及获得的成果，并更正那些他们做出的对治疗没有帮助的或者事与愿违的回答。

（5）最后建议来访者在下一次治疗会面之前以作业的形式完成2~3张表格。治疗师要强调由于这些表格很难掌握，因此并不期待来访者能够完全胜任这项作业。

当来访者掌握了完成ABC表格的一些技能后，向他们说明这张表格的一两种用途。来访者可以把它当作一项智力练习，这可以使他们远离自己的消极情绪，或者使他们情绪化地参与到练习的过程中。如果来访者选择后者，那么在适当的时候，治疗师需要让他们加入一些新的灵活／非极端的态度，这样他们能从中体验到一些新的健康的情绪。尽管据我们所知，没有一项实证研究证明让来访者练习填写REBT自助表格就能够增加他们完成这项任务的自愿程度，但我们的经验表明练习会起作用。当然，成熟的REB治疗师能领会到，对于那些有对不适的非容忍态度的来访者，不论做多少准备工作，不论给他们做多少练习，他们都不能成功完成表格的填写。

关键点

REB治疗师可以通过系统训练来访者填写自助表格，帮助他们学会如何使用自助表格。为此，治疗师应将这部分罗列出的五个训练步骤应用到培训过程中。

62

与来访者一起协商合适的作业任务

早期的多项研究表明，那些完成CBT自助表格作业的来访者更有可能取得进步（e.g. Burns, Nolen-Hoeksema, 1991）。此外，伯恩斯和诺伦·霍克西玛（Burns, Nolen-Hoeksema, 1992）还发现没有完成作业很有可能导致提前结束CBT治疗。因此，作业不仅在REBT以及其他认知行为疗法理论中十分重要，而且实证研究表明，其在实际治疗过程中也是非常重要的。它有助于来访者参与到治疗中，并会增强治疗的效果。因为它有助于来访者从经验中学习，而不只是理论学习。因此，作为治疗师要尤其关注如何使来访者在两次治疗之间完成作业。

很重要的一点是，要与来访者一起协商作业，而不是单方面地给他们布置任务（或者开处方）。尽管只有理论上的证据表明协商式的作业相对于单方面布置的作业具有优势，但是我们仍然建议采用协商式的作业。如果采用协商式的作业，那么治疗师需要记住以下几点。

（1）治疗师要安排充足的时间与来访者协商作业，主要是在每次治疗的最后（比如，每次结束治疗之前可以拿出10分钟的时间进行协商）。

（2）以一种协商的方式来处理作业可以避免来访者的阻抗。当阻抗型的来访者被要求去做一些事情时，他们常常会抵制这些权威式的影响来重新获取自我控制。因此，询问这些来访者是否愿意在两次治疗之间做一些能够帮助自己的作业并与他们讨论这些任务的潜在用处，会比直接告诉他们"应该"在两次治疗之间做些什么以及这样做对他们有帮助好得多。

（3）当与来访者协商作业的时候，要帮助他们明白这些任务与达成治疗目标之间的关系。同时，治疗师需要精确地评估他们现在完成任务的能力。此外，治疗师越具体地告知来访者他们需要完成什么样的自助表格、什么时候需要完成、多久需要完成一次以及需要完成的内容，那么来访者将更有可能完成这些作业。

（4）虽然治疗师绝大多数会选择在每次治疗结束之后与来访者协商作业，但也可以在治疗过程中，在一项任务结束之后与他们讨论。如果是这种情况的话，那么在每次治疗结束时，治疗师仍然有必要重新提及这个已经协商过的任务。让来访者在一张表格上写下需要完成的任务，比如任务安排表（见表60-3），或者让他们为作业专门准备一本小册子，用来记录他们在治疗过程中做出的一些关于作业的承诺。当给来访者写下一些用来提醒他们的自助步骤时，他们更倾向于采用这些步骤。这也可以避免在下一次治疗中与来访者产生关于作业方面的分歧。当来访者只是口头答应完成作业时，更有可能出现分歧。

关键点

既然作业任务在来访者向其治疗目标前进的过程中起到很重要的作用，那么REB治疗师应非常用心地与来访者一起协商作业，而不要只是单方面地布置任务。治疗师应与来访者就需要做什么、多久做一次以及具体做哪些内容方面达成共识。

63

为不同治疗目标安排不同的作业

在REBT的治疗过程中，不同的作业与不同阶段相对应，它们会在相应的阶段发挥更为重要的作用。下面将要讨论的是该如何安排这些作业的顺序。当然这样的顺序仅供参考而不是硬性规定。它是以大量的治疗案例为基础得到的一种最为普遍的顺序，但它可能不适用于某一种特定的案例。

在REBT的开始阶段，鼓励来访者做一些数据采集工作（关于想法、感受、行为与烦人的逆境），特别是当治疗师发现在治疗过程中很难识别某种因素的时候。那么使用具有教育性的作业可能会很有意义。治疗师可以建议来访者通过阅读书籍或书中专家的介绍或者听一些录音来增加他们对REBT原则的了解。要根据来访者的理解力为他定制一套推荐材料，并且要对他的具体问题报以尊重的态度。我（WD）和保尔·霍克（Paul Hauck）写的自助书非常有用，因为每一本自助书都聚焦于来访者的某一种特定问题，比如说愤怒（Hauck，1980；Dryden，1996）、抑郁（Hauck，1991；Dryden，Opie，2003），以及焦虑（Hauck，1975；Dryden，2000）。

接着，治疗师可以给来访者一些纸质的自助表格，特别是那些能够帮助来访者将问题罗列成ABCD框架的那些表格（见第60个关键点）。

然后治疗师可以给来访者一些想象任务来帮助他们进行练习，以通过改变自己的态度来改变自己的感受[比如理性情绪想象（rational-emotive imagery）]。

最后，一些生动的行为任务特别有助于来访者更加坚定于新的灵活/非极端的态度，会使他们将这些新的态度运用在实际生活中。如果来访者准备在治疗早期就采取这种行为任务，那么治疗师可以绕过前面的一些步骤。

关键点

REB治疗师应当考虑在治疗的不同阶段给来访者布置一些相应的任务，但如果有必要，应根据来访者自身的情况为他们量身定做一套特定的任务要求。

64

在完成作业时，要理智地面对逆境

　　REBT的ABC模型指出人们常常在很大程度上因为逆境（A）而感到烦恼（C），这是因为他们在逆境中持有的僵化/极端的态度（B）（Dryden，2006b；Ellis，1991）。因此，如果他们想要更有突破性地处理这些逆境，那么他们就需要形成一套关于这些逆境的灵活/非极端的态度。为了使来访者以灵活、非极端的方式看待逆境，治疗师迟早要鼓励来访者去寻求逆境。当然这需要在切合实际的前提下去进行，这一点我们已经在第6个关键点中讨论过了，即要保证来访者在挑战自我的同时不要压垮了自己。

　　在完成作业的过程中，来访者在面对逆境的时候往往是矛盾的。他们希望能够解决自己的问题，但是他们又不想面对逆境。这就好比想要学习游泳，但是同时又不希望自己被弄湿一样！让我们来讨论一个实例，有一个来访者很满意自己在作业中取得的收获与成就，但是治疗师（WD）明白这位来访者并没他想象中那样从作业中得到很大的收获，因为他没有直面逆境。这位来访者名叫约翰（John），当他面对女性的时候会有社交焦虑，因为他怕被拒绝。他非常想要交往一个女朋友，但是他始终不能鼓起勇气去和女性交谈。在我们的治疗过程中，我帮助他认清并检查了那些令他焦虑的基于自我的僵化/极端的态度。他明白（但是他始终不相信）如果女性没有拒绝他是极好的，但这并不意味着她们一定不会拒绝他，同时他也明白如果她们拒绝了他，他也能够直面被拒绝的自己。我们讨论过在面对困难时要将这些灵活/非极端的态度运用于实际中，他也同意去舞池并邀请女性和他一起跳舞❶，直到他遭到三次拒绝。

---

❶ 是的，曾经有一段时间，男人会邀请女人一起跳舞！

在问题解决前与解决后，他都要去实践这些新形成的灵活/非极端的态度。

约翰来参加下一次治疗会面的时候，我从未看到过他如此满意。我问他作业进行得怎么样了，他回答说情况比他最美妙的梦还要好。我希望他能告诉我他在重复其灵活/非极端的态度并不断被拒绝的过程中有多大的收获，这样他最终会更愿意去接近女性。但是，他的回答却与我期望的完全相反。他的确是像之前所约定的那样去跳舞了，但是在大量的推诿以及摄入很多酒精的情况下（尽管他事先答应在完成作业的过程中不会喝酒），他邀请女性和他一起跳舞，出乎他意料的是，她答应了他的请求。不仅如此，他们还一起跳了好多支舞，最后她还给了他电话号码。约翰在一周内就打电话给她，他们见面并约定下次再见。这样看来，约翰好像找到了他一直想要的女朋友。

作为他的治疗师，我（WD）很高兴约翰能够找到女朋友，但是我也知道他在完成作业的过程中并没有直面自己的问题，他并没有去重复自己的灵活/非极端的态度，仅有的一点成果也仅仅是在酒精的麻醉之下取得的。总而言之，约翰没有被拒绝三次，也没有在酒精的作用下使用他的灵活/非极端的态度来直面自己的问题。他的女朋友很快就甩了他，之后我们又回归了帮助约翰直面自己问题的主题。

关键点

既然REBT认为情绪困扰是源于逆境的，那么让来访者在直面自己问题的时候使用新形成的灵活/非极端的态度就很重要，治疗师要向他们解释这样做的重要性且理智地帮助他们这样做。

65

日常实践

当人们在向他们的医生寻求医学帮助的时候，他们常常会坚持药物治疗，直到他们的状态有所改善为止，除非他们得的是慢性疾病，有必要持续服药来预防疾病复发。在心理治疗的过程中，来访者在顺利完成作业时一旦感觉到困扰和自我挫败感消失了，那么他们很有可能停止继续完成作业。在他们重新体验那些困扰之前，他们是不会重新开始完成作业的。

为了防止这种情况的发生，治疗师可以建议来访者每天都留出小部分时间来完成情绪自助任务，即使他们没有被困扰的感觉。这样做的理论依据是，持续性的自助会有助于来访者内化灵活/非极端的态度，并且帮助他们巩固其在治疗过程中的收获。由此可以发现，保持并且改善心理健康是需要持续性的工作的。

治疗师可以从来访者那儿了解他们在个人护理方面（包括刷牙、洗衣服、吃饭等）所花费的时间。然后询问来访者如果他们不进行这种个人护理行为，会发生什么。来访者就会明白，比如说他们不经常刷牙，那么他们的牙齿和牙龈就会受损。紧接着问他们准备花多长时间去保持自己的情绪稳定健康。如果治疗师能够鼓励来访者每天花一定时间（比如15分钟）在自助行为上，即使他们没有受到心理问题的困扰，那么这一预防性的工作将会是一项很有价值的时间投资。

例如，鼓励来访者每天都去完成ABCD表格（见第60个关键点）或者每天都去冒冒险，这能够使他们在具有挑战性的环境中持续巩固自己的灵活/非极端的态度，这特别有助于那些有对不适的非容忍态度的来访者。如果治疗师能够鼓励来访者将关心自我情绪看作每日习惯,那么他们不仅仅能从这些任务中获益,同时还能提升对不适的容忍水平。

关键点

REB治疗师应当鼓励来访者即使没有感到困扰,也要进行日常情绪自我护理。

66

通过回顾作业开始新的治疗会面

正如我们在第62个关键点中讲的一样，如果来访者想要从REBT的治疗过程中有所收获的话，需要经常完成一些自助任务。治疗师可以通过检查来访者上一次会面中的作业来强调完成这些自助作业的重要性，一般来说会在每次会面开始之前进行这一步骤。治疗师应在每次会面中留出足够的时间来检查来访者的作业并与他们交流完成情况，以向他们表明自己对其作业完成情况的重视。

如果治疗师鼓励来访者使用一些任务表格（见第60个关键点），并让来访者在每次治疗会面之前提交这些表格，这有助于治疗师更快地衡量来访者自助的努力程度。尤其需要去发现来访者在作业中学到了些什么，并且给他们一些建议，使他们能够在未来的生活中巩固自己的所学。

如果来访者同意去完成一些数据采集型的作业，治疗师可以询问他们在收集数据的过程中收获了些什么，并检查其记录是否有疏漏。如果的确有疏漏，那么找到来访者在收集这些材料的过程中所遇到的困难，并给出合适的改进措施。

如果治疗师要求来访者去完成一些有教育性的作业，比如说读一个专家的书或者听相关的广播，那么就要认真评价他们从中得到的收获，尤其要找出来访者对于材料的疑惑以及与材料不一致的观点。如果来访者没有透露出他们真实的疑惑以及与材料不一致的观点，那么他们会继续隐匿这些想法。但是，如果治疗师能够使来访者说出来这些想法，那么治疗师至少有机会去纠正来访者的一些错误观念（见第三部分关于如何回应来访者常有的关于REBT的错误观念）。

如果来访者答应完成书面的自助表格，那么治疗师需要逐步认真地进行检查，解决那些来访者在完成表格时所遇到的困难。但是与此同时要肯定来访者所取得的成绩，并鼓励他们在未来继续使用这张表格。

如果来访者同意去完成一些想象任务，那么治疗师要核实他们所想象的画面是否足够生动到可以帮助他们将僵化/极端的态度转变为灵活/非极端的态度。如果来访者进行的是理性情绪想象的练习，那么治疗师尤其需要关注他们是否尽力将困扰自己的情绪转变为更有建设性的消极情绪，同时又能够在将僵化/极端的态度转变为灵活/非极端的态度之前感受到逆境给自己带来的困扰。如果并非如此，那么就要鼓励来访者在未来的任务中这样去做。

如果来访者选择的是那些强调练习辨认、检查以及转变自己僵化/极端的态度的行为任务，那么以下几点就很关键。首先，他们有没有直面逆境，有没有因此而不开心，以及有没有努力去处理这种不快？他们有没有在挑战自己僵化/极端的态度的过程中有情绪上的收获，有没有改变自己的推论方式，有没有将自己的注意力从逆境中转移？他们有没有持否认态度，或者有没有用另一个不开心的事件来掩盖这个事件？比如说，一些来访者会改变对一些引发焦虑情绪的事件的态度，他们会将原先的焦虑转为愤怒。如果来访者有这样的情况，那么治疗师要帮助他们明白如何在不通过将焦虑转变为愤怒的情况下来处理自己的焦虑情绪。

如果来访者没有直面逆境或者没有感到不开心，那么找到原因就是很重要的事情了。他们是否能够通过快速改变一些僵化/极端的态度来防止自己被情绪困扰？或者这个逆境是与消极情绪不相关的事件？若是后者，那么治疗师可能做了一个错误的评估，且需要去纠正它。

有时候来访者会愿意去完成一个行为作业，也愿意去直面特定的逆境，但是事后声称这件事在那周并没有发生。如果是这样的话，治疗师需要让来访者明白他们可以主动寻找这些事件，而不是被动地等它发生。

如果来访者顺利完成了作业并且也的确通过使用灵活/非极端的态度在实践中

取得了很好的结果，那么就需要强化他们的成果。治疗师可以帮助他们，让他们明白如何将相同的态度运用到相关的事件中。然而，如果他们没有完成作业，就很有必要找出其中的原因（见第85个关键点）。

关键点

REB治疗师应当通过在下一次治疗会面前例行检查来访者的作业来强调作业的重要性；鼓励来访者在REBT的治疗过程中能够做到在成功中成长，在失败中学习。

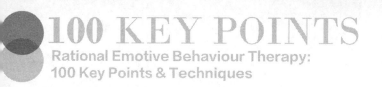

<u>67</u>

融会贯通

　　当来访者在克服在目标问题逆境中的僵化/极端的态度上有所进步时，治疗师很可能会认为既然他们能够辨认、检查以及改变关于某一事件的僵化/极端的态度，那么他们自然可以用同样的方法去面对另一些事件。虽然一些来访者可以在不用治疗师帮助的情况下自发完成，但是大多数来访者仍然需要治疗师的帮助，去泛化他们在一件事情中所学到的东西，将其运用到另一件事情上。

　　假设来访者认为他们必须在工作上得到老板的肯定。在治疗中，他们学会了辨认、检查和改变自己这种僵化/极端的态度，于是他们就会更少地感受到情绪上的烦躁不安，并能够更自信地与老板相处。治疗师的下一步是鼓励他们找出那些他们渴望在生活中获取认可的人，帮他们明确并找出可能碰到的那些重要他人反对他们的情况，帮助他们运用认知与想象方法来检查并改变那些事件中与"赞成"相关的僵化/极端的态度。在这一过程中，要减少治疗师的参与和指导，因为来访者正在展示他们对所学到的东西进行泛化的能力（见第4个关键点）。然后，帮助来访者找出其他的核心僵化/极端的态度，并鼓励他们辨认、检查并改变这些开始只在一个情境下发生然后又泛化到其他情境下的僵化/极端的态度。当来访者有能力将一个情境中的自助技能运用到另一个事件中时，治疗师可以告诉他们一些REBT中关于自助的普遍规则。他们可以先教来访者辨认出使自己有挫败感的情绪与行为，然后找到与诱发事件相关的一些客观事实，以此找到隐匿在问题下的僵化/极端的态度（那些更普遍的核心僵化/极端的态度）。这样来访者可以运用检查技能，通过运用各种认知的、情绪的以及行为上的技术来增强他们对新的核心灵活/非极端的态度的信念。

　　虽然可以在治疗早期教会来访者这些原理，他们也能够直接将它们运用到更广泛的情境中，但是绝大多数来访者在有能力将这些普遍原理运用到更广的范围之前，需要先学习具体情境中具体的REBT技能。

关键点

不要想当然地认为来访者能将在治疗中学习到的东西推广运用到其他事件中，治疗师应将让来访者"融会贯通"这一点加入到治疗方法中。

100 KEY POINTS

理性情绪行为疗法：100个关键点与技巧

Rational Emotive Behaviour Therapy:
100 Key Points & Techniques

Part 6

第六部分

辩证检查

在REBT中，ABCDE框架中的D通常代表"辩驳"（disputing）。在我看来，这个术语对来访者和非REB治疗师来说都很令人反感，而我(WD)更喜欢"辩证检查"（dialectical examination）这个术语。对僵化/极端的态度和灵活/非极端的态度进行辩证检查，承认这些态度完全相反，无法转化。因此，它鼓励来访者在仔细检查后选择其中一个。E代表这种检查的效果。然而，由于术语"辩证检查"很冗长，在这本书中，我们将更频繁地称它为"检查"（examination）。

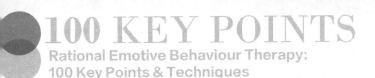

68

暂时假定 A 是真的

用REBT的治疗顺序（Dryden, Neenan, 2004a），治疗师会在找出来访者僵化/极端的态度之前评估出其心理问题的C和A因素。正如我们已经强调过的（见第47个关键点），在评估A时，A是困扰来访者最相关的部分，也正是治疗师试图确定的。一旦治疗师完成了这项工作，就要鼓励来访者暂时假定A是合理的，无论它有多么歪曲。但有一种情况例外，那就是当治疗师认为来访者不太可能以灵活的、非极端的方式来思考歪曲的A（比如说，当一个有惊恐症的来访者认为自己会死的时候）。在这种情况下，治疗师需要教来访者去考虑其所带来的影响，僵化/极端的态度会产生歪曲的推论，并帮助他们选择一个僵化/极端的态度来降低来访者的困扰连锁反应。因此，这样的A能够很好地使认知C概念化，因为它们被高度扭曲了，而且是僵化/极端的态度的产物（详情请见第20个关键点）。

先不考虑这种例外，鼓励来访者将A想成暂时性的合理事件。为什么这么做呢？因为这将有助于治疗师找出引发来访者情绪或行为问题的僵化/极端的态度。在这一阶段，如果治疗师鼓励来访者去检查并改变他们歪曲的推断，确实能帮到他们，但是治疗师将无法触及来访者潜在的僵化/极端的态度。尤其是REB治疗师中的新手，会发现不去检查那些推断得到的歪曲事实是很困难的，特别是当它们歪曲得十分夸张时。他们甚至认为这些歪曲的A就是导致来访者问题C的原因。这种REBT中对ABC模型暂时性的遗忘症，常常（但不总是）被那些认为在面对这种歪曲的A时会不安的新手治疗师作为他们这么做的理由。

让我们通过一个嫉妒型患者丽萨（Lisa）的案例来阐述这些观点。她会对治疗师说："我确信我的丈夫有外遇，因为我在他的信用卡账单上发现了一些我无法找到原因的消费记录。"此时，治疗师会自然而然地去检查她的 A，并问她如下问题，比如，"有没有其他原因可以来解释他信用卡上的不明消费记录？""如果他在你的信用卡账单上发现一些无法解释的消费记录，那是不是就意味着你也有外遇了？"注意，认知疗法的治疗师会比 REB 治疗师更容易以自己的初始立场来看待问题。虽然治疗师不希望忽视对 A 的检查，但应在检查并改变来访者僵化/极端的态度之后再进行。这一策略的理论上原则是僵化/极端的态度使来访者对他们所处的环境做出一些歪曲的理解。如果治疗师一开始就帮助丽萨（Lisa）弄明白她对自己处境的推断是歪曲化的，并鼓励她在解释时更加遵循实际，那么治疗师将很有可能错过找到、检查并改变导致她嫉妒的那个核心僵化/极端的态度（比如说，我必须知道我的丈夫时时刻刻都爱着我。如果我不知道，那就意味着他有了外遇，并表明我是没有价值的。因为我太没有吸引力太没有价值，以至于我的丈夫要去找一个比我有吸引力的女人，并打算因此离开我）的机会。

作为治疗师要意识到，如果丽萨（Lisa）站在一个更加客观的角度看待问题，那么她很有可能自己会去挑战那些歪曲的解释。治疗师可以帮助她通过检查自己的僵化/极端的态度，使其变得不那么容易受 A 的困扰，这样就能更好地促使她客观地看待问题。

关键点

只要在可行的条件下，REB 治疗师鼓励来访者暂时假定自己歪曲的推断是合理的。治疗师通过这种方式明确、检查并帮助来访者改变自身的僵化/极端的态度。

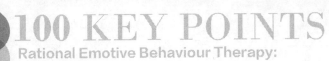
69

一次只检查一个态度

REBT理论声称当来访者对A持有僵化的态度时，这个态度很可能有一个或多个变体。他们可能会持有：①一个严重化的态度；②一个对不适的非容忍态度；③一个对自己、他人或者外界的贬低性的态度。一旦治疗师判定来访者持有一个或多个这样的僵化/极端的态度，那么就需要治疗师以旁观者的角度帮他们一一检查。但是，不要假定来访者必然有一个僵化/极端的态度。如果他们真的没有或者他们否认自己有僵化/极端的态度，那么就找到一个他们身上的自我挫败的态度，或者是他们所承认的且可以处理的态度。

假定治疗师和来访者正以改变这些僵化/极端的态度为目标，那么治疗师要帮助来访者一次只检查一个僵化/极端的态度（僵化的或三种极端态度中的一种态度）以使检查过程得到充分利用。因此，如果来访者发现他们对于一个逆境持有僵化的态度，并且明白了这种僵化的态度和其烦恼情绪之间的关系，那么治疗师可以帮助他们检查这种僵化/极端的态度，直到他们明白还可以选择用灵活的态度解决他们的困扰。在这个过程中，需要来访者全神贯注，因此治疗师需要尽量减少任何能够分散来访者注意力的事物。如果治疗师在帮助来访者完成对其僵化态度的充分检查之前，就转向对某个极端态度的检查，那么这很有可能会使来访者感到困惑。困惑的结果就是来访者将既不能充分地检查他们"僵化的"态度，也不能检查其极端的态度。

尤其是治疗师中的新手，他们会错误地在这四种僵化/极端的态度中切换，他们深信这种检查是一个相对简单的心理干预，可以帮助来访者更快地理解僵化/极端的态度的问题以及新的灵活/非极端的态度的好处，并且能更容易地去应用自身所学。如果治疗师犯了这样的错误，那么他们的来访者相当于被同时问了四个问题，这种情况不仅会使来访者感到困惑，也会导致治疗关系的终结！

另一种会使治疗师从一个造成困扰的态度转向另一个造成困扰的态度的情况是，当他们发现这个造成困扰的态度是和自我相关的时候（比如说，"我必须赢得你对我的爱，如果我没能成功，那么我就是没有价值的"）或者是与不舒服有关的造成困扰的态度（比如说，"我不能容忍我们之间不好的氛围给我带来的不安"）。治疗师需要警惕不要从自我相关的态度转向不适相关的态度，也不要反过来，因为这也会使来访者感到困惑。

我们建议你一次只针对一个造成困扰的态度进行检查，直到来访者能够充分意识到其僵化/极端的态度的问题，以及灵活/非极端的态度的益处。只有一种情况可以例外，有些来访者会觉得检查一个态度会比检查另一个态度更容易，比如说检查一个严重化的态度会比检查一个僵化的态度更容易。如果坚持让来访者去检查一个僵化的态度，但是他们的确在这个态度上没有任何进展，那么从这个僵化的态度转向一个严重化的态度可能会更有效。在一些情况下，一旦帮助来访者检查并转变了严重化的态度，他们可能会更愿意去辩驳那个僵化的态度。

关键点

REB治疗师应一次只检查一个僵化/极端的态度。无论何时，治疗师要尽可能避免在检查不同的态度间切换，避免这样做，会减少来访者的困惑。

<u>70</u>

基于选择的态度评估与检查模型

雷蒙德·迪吉斯裴（Raymond DiGiuseppe, 1991）说有两种方法能够帮助来访者辨认出自己的僵化/极端的态度：一种开放式的方法是，向来访者提一些开放式的问题，比如说"那么你是怎么对自己说的呢？"，然后用其回答来引导他们找到僵化/极端的态度。另一种是理论驱动的方法，向来访者提一些理论性的问题，比如说用"你有什么要求呢？"这样的问题来找出他们僵化/极端的态度。其实还有第三种方法，我（WD）称之为基于选择的方法，我用这种方法帮助来访者找出并质疑他们的态度。这种方法是源于REBT理论，REBT理论认为僵化/极端的态度很大程度上是基于一种心理上不健康地应对逆境的方式，而灵活/非极端的态度是基于一种心理上健康地应对同一个逆境的方式。

用基于选择的方法来评价僵化/极端的态度以及灵活/非极端的态度

当帮助来访者识别造成其不安反应（也就是产生僵化/极端的态度）的事物的时候，用基于选择的方法去评估僵化/极端的态度和灵活/非极端的态度，包括向来访者提出一个在这两套态度中间的一个选择（见第17个关键点），与此同时教他们另一套事物（也就是他们的灵活/非极端的态度）并帮助他们明白灵活/非极端的态度可以带来更健康的结果。让我们以僵化的态度与其灵活的变式为例加以说明。这包括采用灵活/非极端的态度和僵化/极端的态度的共同部分（比如说，"我想要做得更好"），然后用这部分去帮助来访者区分灵活/非极端的态度（也就是说，"我想要做得更好，但是我不一定必须要这么做"）和僵化／极端的态度（"我想要做得更好，因此我必须要这么做"），然后选出那个在面对逆境时会造成不安反应的态度。

让我们来看一个例子。萨拉（Sarah）因为有公开场合讲话焦虑症，故前来治疗。她举例说，当她在工作中展示PPT时她会感到非常焦虑。评估显示其两个主要的"A"是"我的脑子一片空白"以及"我会被老板认为是一个没有头脑的人而被解雇"。她选择先主要针对前一个"A"进行处理。下面是我（WD）如何用基于选择的方法来帮助她找到其僵化／极端的态度的过程。

温迪：所以我们能确定的一件事情是，当你在做展示时，头脑不会一片空白这一点对你来说很重要，是这样吗？

萨拉：对，没错。

温迪：但是我不太确定你的焦虑源于哪种态度，所以我会把这两种态度都罗列出来，然后你在它们之间做出选择，可以吗？

萨拉：好的。

温迪：所以当你在做展示时你会担心脑子一片空白，这种焦虑是基于观点1（"使我的脑子不要一片空白是很重要的，但是这并不代表它一定不会这样"）还是观点2（"我的脑子不会一片空白是很重要的，因此它绝对不能这样"）呢？

萨拉：绝对是观点2。

温迪：好的，那么现在让我们假设你对观点1（"使我的脑子不要一片空白是很重要的，但是这并不代表它一定不会这样"）深信不疑。我知道你不会这么想，但是让我们先假设是这样的。那么与观点2相比，这种观点对于"你的脑子会一片空白"这件事有什么不同的影响吗？

萨拉：嗯，如果这样想的话，我应该不会这么害怕。我不会脑子一片空白，但是如果这真的发生了我也会去解决它。我认为这种态度可能还意味着我更加关注我在说的内容，因此这也会降低"我的脑子一片空白"这件事发生的概率。

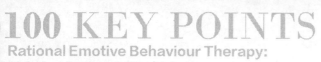
用基于选择的方法来检查僵化 / 极端的态度以及灵活 / 非极端的态度

基于选择的方法也能够用于帮助来访者质疑他们的灵活/非极端的态度和僵化/极端的态度。在第69个关键点，我们强调"一次只检查一个僵化/极端的态度"的重要性。而基于选择的方法能够有助于这一进程，能够使来访者同时检查他们的灵活/非极端的态度与僵化/极端的态度，这样他们可以在经验、逻辑和实际的基础上来区分这两种不同的态度，并给出他们做出这种选择的理由。接下来让我们看看我是怎么在萨拉身上用这种方法的。

温迪：那么现在让我帮助你检查这两个观点。我要求你将这两个观点都写下来，然后当问你一些问题的时候能够聚焦于它们，好吗？

萨拉：好的。

温迪：所以，如果你聚焦于这两个观点，也就是说观点1（"使我的脑子不要一片空白是很重要的，但是这并不代表它一定不会这样"）以及观点2（"我的脑子不会一片空白是很重要的，因此它绝对不能这样"），哪一个观点是正确的？哪一个观点是错误的？

萨拉：第一个是正确的，第二个是错误的。

温迪：为什么呢？

萨拉：嗯，第一个观点确认了什么对我来说是重要的，但也确认了我不一定会那样。世界就是这么运行的。如果我能够控制宇宙，那么我就能安排我想要得到的一切。这就是第二个观点错误的原因。实际上，我越是强调那个对我来说重要的事情，也就是"我的脑子会一片空白"，那么我所担心的事情就越可能会发生。

然后我又用同样的方法问萨拉这两个态度哪一个是符合逻辑的，哪一个是不符合逻辑的，哪一个对她有帮助，哪一个对她没有帮助。

关键点

如果采用REBT的双模式理论，那么治疗师就可以用基于选择的方法去帮助来访者更快更有效地评估其僵化/极端的态度与灵活/非极端的态度并质疑这两套不同的态度。

71

检查态度时要牢记目标

正如我们在本书的第一部分所述的，有效的REBT治疗是以形成高效的工作联盟为背景建立起来的。这一联盟的一个重要组成部分是来访者想要获得改变的目标（见第9个关键点）。其中促使来访者改变自己僵化/极端的态度的一个强有力的推动力，来源于他们新形成的那个灵活/非极端的态度在多大程度上有利于实现其目标。销售员一直以来都知道他们的潜在客户不会去购买那些他们认为不利于其实现重要目标的产品。我们相信这在心理治疗过程中也是一样的。因此，在检查两种态度的时候治疗师必须将来访者所要实现的改变的目标清晰地牢记于心。虽然逻辑和经验性争论在这一过程中都是有价值的（见第72个关键点），但帮助来访者评估现在所持有的僵化/极端的态度的实际价值并与相对应的灵活/非极端的态度的实际价值进行比较，这一点经常是检查成功的关键。

在一个检查辩驳的过程中，治疗师可以仅仅使用逻辑和经验性辩驳方式，来确定这种语用论证（pragmatic arguments）的力量。在这一辩驳过程结束后，治疗师可以通过将来访者的目标纳入讨论范围内，然后加入一些语用论证来看这种论证会带来怎样不一样的效果。假设人类是目标导向的有机体，我们认为，当将目标纳入检查过程中时，这种检查过程对来访者本身会有更大的价值。虽然人类多少会关心想法的逻辑性和现实性，但是对于实现个人目标，他们会更加感兴趣。当然，我们并不是在建议治疗师放弃使用逻辑性和经验性的论证方法。我们推崇的是治疗师要格外关注那些语用论证并使用它们，让来访者关注那些阻碍其目标实现的僵化/极端的态度，以及那些与之相对的灵活/非极端的态度会怎样有助于实现其目标。

关键点

在检查来访者的态度时，强调灵活思考会怎样有助于他们实现自己的目标，僵化、极端地思考问题会怎样阻碍、困扰他们。

72

检查态度要全面

在引导来访者检查僵化/极端的态度时，治疗师一方面可以用逻辑和语用论证来检查僵化的态度、严重化的态度、对不适的非容忍态度以及贬低性的态度。另一方面评估他们灵活的态度、非严重化的态度、容忍不适的态度以及无条件接纳的态度。

雷蒙德·迪吉斯裴（Raymond DiGiuseppe，1991）在一篇关于检查的开创性文章中表示REB治疗师需要在检查时进行全面考虑。除了提炼出僵化/极端的态度以及和与之相对的灵活/非极端的态度以及所用论证的类型（正如上文描述的），他还描述了四种辩驳风格以及应该如何检查这些态度的两类主要抽象水平。

关于检查风格，REBT倡导使用苏格拉底式的风格，也就是向来访者提出问题并鼓励他们考虑这些态度以及它们为什么是正确/错误，有逻辑/没有逻辑或有用/无用的。来访者回答问题的方式是形成进一步开放性问题的基础，这种对话将一直进行，直至来访者能够理解为什么他们的僵化/极端的态度是错误、没有逻辑或无用的，以及为什么那些灵活/非极端的态度是正确、有逻辑且有用的。

然而，一些来访者不能在这种苏格拉底式的辩驳过程中给出很好的回答。如果苏格拉底式的对话不能继续进行的话，那么此时或者在辩驳过程中的其他节点，治疗师可能需要用另一种方式来传达信息。在这些情况下，治疗师可能需要在检查态度时使用说教式的方式，这包括解释为什么这些僵化/极端的态度是错误、没有逻辑或无用的以及为什么这些灵活/非极端的态度是正确、有逻辑且有用的。治疗师不仅需要保证准确无误地传达了这些信息，还要保证来访者能够理解这些解释。当治疗师给出来访者这些说教式的解释时，要求他们在理解所传达的信息之后能够用自己的语言来表述。

迪吉斯裴（DiGiuseppe，1991）提及了另外两种辩驳风格：隐喻的和幽默的。在隐喻的辩驳过程中，治疗师可以通过给来访者讲故事、隐喻或者类比来传达那些与态度的正确性、逻辑性以及有用性相关的信息。比如说，阿尔伯特·埃利斯就经常给他的来访者讲两个和尚的故事。他们在旅途中走向一条小河，在那儿他们遇到了一个年轻的女人，她想让他们将她抱过河。那个老和尚将女人抱过河，那个年轻的和尚非常吃惊，对老和尚的行为感到困惑，因为他们的信仰是不允许与异性有身体上的接触的。他们与女人道别后，过了好几个小时，那个年轻的和尚鼓起勇气去问老和尚这么做的原因。"师傅，"他说，"我们既然不被允许这么做，你为什么要抱起这个女人，使她的胸顶着你的胸，使她的手臂与你的手臂接触，把她抱过河呢？"老和尚简单地回答说："我的孩子，你现在依然在抱着她。"

当然，这个故事的关键点是，只要来访者提出绝不能做被禁止的事情的要求，那么他们必将对自己将来的行为充满焦虑和困扰。但是如果他们能够意识到自己可以以一种灵活的方式来遵守这些规则，那么当这是一件好事时他们就能够违反这些规则。

当治疗师用一种隐喻的方式引导来访者检查僵化/极端的态度时，那么确保来访者没有陷入隐喻的泥沼，且能够理解你所传达的信息是很重要的。因此，如果来访者在回答从和尚的故事中获得了什么时说一个人不能抱女人过河，那么这个问题所要传达的态度就没有被来访者理解。隐喻式的辩驳方式的优点是，它能够很好地被来访者记住。如果来访者能够在故事和正确的REBT态度之间建立起正确的联系，那么就能够有持久的影响效果。反之，如果这样的联系没有被建立起来或者没有被记住，那么这样的故事就没有什么用。

当治疗师运用幽默的方式引导来访者检查他们的态度时事实上经常是矛盾的，因为治疗师要将来访者的一些想法想得荒谬至极又要不嘲笑他们。幽默式的辩驳方式其目的显然是鼓励来访者不要将他们自己以及他们的想法看得太重，并且与他们的僵化/极端的态度保持一个安全的距离。埃利斯著名的理性的幽默式歌曲就是这种检查方式一个很好的例子，因为它们虽然并不优美，但它们是幽默的、矛盾的以及令人难忘的（Dryden，1900）。

我们在迪吉斯裴（DiGiuseppe，1991）提出的四种检查风格的基础上又加入了第五种风格，称之为行为性的辩驳，就是治疗师用行动来展示灵活/非极端的态度。比如说，我（WD）正与一个来访者一起试图检查一个不合理的自我贬低的态度，我可能会突然抓起半杯水洒向我自己，然后问我那位被震惊到的来访者这样做是不是很傻。如果他说是，我就会继续追问："这样做是不是显得我是一个很傻的人？"正如这个例子所展示的，行为性的辩驳是戏剧性的、夺人眼球的，是吸引人的。然而，同样的，治疗师需要确保这种灵活/非极端的态度被来访者记住。因此，治疗师需要询问来访者他们认为你这样做的意义。否则，他们就只记住了你那个戏剧性的行为而忘记了治疗师想要展示给他们的REBT原理。当用行为来进行检查时，治疗师可能不希望告诉来访者这样做的根本原因，因为那样会削弱展示的效果。而通常认为合理的规则应该是预先告诉来访者你这样做的根本原因，可见，这又是一个与通常认为的合理规则不同的地方（见第14个关键点）。

不用说，仔细思考和来访者一起用什么方式来检查是很重要的，并引导来访者反馈这些不同风格带来的影响。

迪吉斯裴（DiGiuseppe，1991）所讨论的最后一个全面检查方式的组成部分是关于检查的抽象程度。僵化/极端的态度可以很具体（比如，"当我表现出我对女朋友苏珊的关心时，她必须要爱我"），同样也可以很抽象（比如，"在我的一生中，我必须时刻被身边的重要他人爱着"）。大多数时候在转向来访者更为核心的宽泛的僵化/极端的态度之前，治疗师会先从他们具体的僵化/极端的态度着手检查（虽然在第48个关键点中显示，通常不是这样的）。这里需要牢记的一点是，僵化/极端的态度（r/eBs）发生在不同的抽象水平上，治疗师需要在治疗过程中分别去检查具体的和宽泛的僵化/极端的态度。

虽然我们在本章主要集中于帮助来访者检查僵化/极端的态度,但重要的是也要帮助他们检查自身的灵活/非极端的态度,但这是第75个关键点的重点。

关键点

迪吉斯裴(DiGiuseppe, 1991)关于全面检查僵化/极端的态度的方案表明,检查的过程是非常复杂的。但为REB治疗师提供了可用的辩驳的类型、可用以实施检查的风格、需要被检查的不同的态度以及所检查的态度的不同抽象水平。REB新手治疗师,不要企图在所有的方面都做得很好。随着经验的提升以及在督导中的收获,他们终将熟练掌握本关键点中所讨论的检查的方方面面。

73

在检查态度时要有意义、积极且坚持不懈

REB治疗师麦克·埃德尔斯坦（Michael Edelstein）现在在旧金山工作，倡导在检查过程中遵循MVP的原则：M表示有意义的（meaningful），V表示充满活力的（vigorous），P表示持之以恒的（persistent）。

如果治疗师想要全心全意地参与到来访者的检查过程中，那么为他们提供有意义的检查策略是很重要的。因此，如果治疗师选择隐喻、轶事、故事以及类比，并与来访者的生活处境、兴趣和爱好等相适合，这样的检查策略就会比治疗师仅用检查却并不关心来访者如何回答更有意义。

霍华德·杨（Howard Young）工作中的一个个案就是很好的例子（Dryden，1989b）。杨曾接待过一个来访者，他在残疾后，只能做一些兼职。他贬低自己，认为自己是残疾人，不能做全职工作而只能做兼职工作。在了解到来访者对棒球感兴趣后，杨采用的方式充分展现了他如何为来访者提供有意义的检查。

杨：你最喜欢的棒球明星是谁？

来访者：皮特·罗斯（Pete Rose）！他是第一名！

杨：为什么？

来访者：他总是全力以赴，从不放弃。在紧要关头总是可以依赖他。

杨：让我来问你一个问题——假如皮特·罗斯在滑入三垒的时候，伤到了背，以至于从此之后他再也不能够当全职球手了。他仍然在棒球界，但他只是一个

替补。他再也不能完成一场完整的比赛了。那么你会小瞧他，认为他懦弱吗？

来访者：不会！他会做人们期待他做的事，会一直比赛，直到他们脱掉他的制服。

杨：但不是全职——他只是一个兼职球手，对吗？

来访者：是的。

杨：即使他只是一个兼职球手，你仍然会尊敬他，认为他是个男人吗？

来访者：是，他对于他的球队来说仍然是有价值的、重要的，只是以不同的方式去展现。

杨：那么你为什么不能用同样的方式来看待自己呢？你曾经是一个全职员工，现在因为伤病，你变成了替补——但是你仍然是有价值的，或者你的公司不希望你什么都不干，所以你为什么会认为自己是懦弱的呢？

来访者：是的，我明白你的意思了，我可以以一种积极的方式来看待这个问题。我仍然在比赛中，只不过现在是一个替补选手而已。我从来没有用这种方式来看待过这个问题，拿我自己和皮特·罗斯以及棒球做比较。当这样来看待问题的时候，再看低自己就会有点愚蠢。

　　埃利斯已经说明了在检查来访者僵化/极端的态度的时候采用充满活力的方式的重要性，他认为如果治疗师希望治疗有效果的话，那么就需要在检查态度的过程中有说服力、充满力量、充满活力（Dryden，1990）。在这里埃利斯所说的活力，与来访者强烈地坚持自己僵化/极端的态度有关。埃利斯声称，以一种柔软、温柔、软弱的方式来检查来访者强烈持有的僵化/极端的态度是不可能让他们放弃已有的那些态度的。与之相对的，治疗师需要以毒攻毒，用充满活力的方式来检查来访者强烈持有的那些僵化/极端的态度。当然，此时治疗师需要清楚自己并不是在用力地攻击来访者。向来访者解释这一点，并获得他们对这种有力的态度检查风格的反馈。最后，当治疗师采用了这种充满力量的风格去检查时，就为来访者树立了一个好的榜样，让他们用一种充满力量的自我检查的方式去对待自己的僵化/极端的态度。

注意：充满力量并不意味着要大声喊叫与争论不休。我们所知道的那些优秀的REB治疗师是充满活力的，他们清楚自己的工作有一种强制力，他们不会让来访者脱离正轨。想想科伦坡，一个皮特·福尔克（Peter Falk）饰演的衣冠不整的美国电视侦探，他总是能够不动声色而又充满力量地将凶手绳之以法。如果你不喜欢"有活力的"这个词，可以把它看作"严格的"的同义词。

最后，当引导来访者检查僵化/极端的态度的时候，要持之以恒。正如在第55个关键点中讨论的，当教来访者REBT原理时，治疗师需要向他们反复强调。可将这一反复方法运用在检查阶段，因为治疗师需要明白来访者是不会在一次检查过后就轻易放弃他们的僵化/极端的态度的，无论这种检查多么有意义、多么充满力量。所以治疗师需要多次重复检查策略，不论是以同样的方式，还是以不同的方式。

关键点

当帮助来访者检查僵化/极端的态度时，REB治疗师要以充满力量和有意义的方式进行并持之以恒。

74

发现并实施有效的态度检查技巧

随着在REBT治疗中经验的积累以及在不同REB治疗师督导下的自我成长，治疗师会找到一些对大多数来访者都有效果的检查技巧。在这里我（WD）将展示三种技巧，这些技巧是我个人认为能够有效向来访者传达REBT原理的方法。

"朋友式"

"朋友式"的目的是让来访者明白他们有双重标准。比起对自己的态度，来访者往往会对朋友持有更加容忍、同情的态度。由此治疗师可以鼓励来访者以同样容忍、同情的态度来对待自己。这是一种"如何做自己最好的朋友"的REBT方法，同时也是解决来访者自我贬低问题的有效方法。正如下例所示。

> 治疗师：所以你能明白你之所以这样说自己是因为自己失去了工作，你认为自己是一个失败者，也正因此而抑郁吗？
>
> 来访者：是的。
>
> 治疗师：现在我将帮助你重新评价这一态度。你最好的朋友的名字是什么？
>
> 来访者：玛丽。
>
> 治疗师：现在让我们假设，玛丽来找你并告诉你她失去了她很看重的工作。你会对她说"滚出我的房子——你是个失败者"吗？

来访者：不，当然不会。

治疗师：那么你会认为她是一个失败者吗？（这一步很重要，以防来访者真的认为自己的朋友是个失败者，尽管他们可能不会真的这么说。）

来访者：不会。

治疗师：如果你真的说她是个失败者，那这对她会有怎样的影响呢？

来访者：如果她相信了我，那么她会变得很沮丧。

治疗师：正如你感受到的那样，但你告诉自己说你是个失败者！

来访者：我明白你的意思了。

治疗师：顺便问一下，对于她失去工作这件事你是怎么看的呢？

来访者：嗯，这不会改变我对她一贯的看法。尽管她犯了一个错误，但她还是原来的那个玛丽。

治疗师：那个易犯错的玛丽吗？

来访者：当然是。

治疗师：那么我直截了当一点。玛丽失去了工作，她一直是那个易犯错误的玛丽。你失去了工作，你就是一个失败者。

来访者：我知道你想要说什么了。

治疗师：那么为什么不保持一致呢？要么将自己看作易犯错的人，要么把玛丽以及其他人看作失败者，假如他们失败了。

来访者：所以你是在鼓励我接受那个易犯错的自己，正如我看待他人一样？

治疗师：是的。直到现在，其实你一直在说你允许玛丽失败，但是你不允许自己失败。如果放弃不允许自己失败这个态度，那么你就能成为自己最好的朋友。

"恐怖主义式"

"恐怖主义式"的目的是帮助来访者明白一些他们认为不能容忍的情况其实是可以容忍的，帮助他们明白还有一些情况是值得容忍的。为了让来访者改变认知，这其实是一个很极端的方法，所以可以通过公开讨论来看看来访者是否能够容忍这样的方法，他们是否对这种方法感兴趣。如下例所示。

> 治疗师：好了，我们现在明白了，你之所以害怕去那个派对是因为你预计自己会弄翻饮料，并因此引起他人的特别关注。
>
> 来访者：如果这种事情发生了，那么这将是不能够容忍的，我现在已经开始感到焦虑了，哪怕只是想想这件事。
>
> 治疗师：所以在你的脑海中，这样的事情是非常糟糕的。
>
> 来访者：完全正确。
>
> 治疗师：好的，那让我们来看看你这样的想法是否正确。你爱你的孩子们吗？
>
> 来访者：当然！你这是什么问题？
>
> 治疗师：好吧，请原谅我的冒犯，其实我这么问，是因为想帮助你重新思考你刚才所界定的那个对你认为很糟糕的场景的解释是否是正确的。好吗？
>
> 来访者：好的。
>
> 治疗师：那么，让我们想象有一群恐怖分子绑架了你的孩子，他们的赎金要求是这样的——"如果X（来访者的名字）参加20场派对，并且在每场派对上都洒了一杯饮料，并且引起了别人的特别关注，那么我们将放了他的孩子。但是如果他不这么做的话，我们将永远绑架他的孩子。"那么你会按照他们说的做吗？
>
> 来访者：我当然会。
>
> 治疗师：但是你刚刚还告诉我说即使只是弄翻了一次酒杯，只是被嫌弃了一次，对你来说也是非常糟糕的事情。你怎么会做这么糟糕的事情呢？
>
> 来访者：我开始明白你的意思了。
>
> 治疗师：如果要你重复20次来说服自己这么做，你会对自己说什么呢？
>
> 来访者：其实这也没那么糟糕。
>
> 治疗师：没错，是可以忍受的，为了救你的孩子这大概是值得去忍受的。

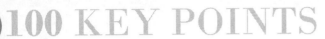
来访者：没错。

治疗师：那么现在，如果要你参加20次派对去救你的孩子，你会冒着影响你心理健康的危险而去做吗？

来访者：会的。

治疗师：不要忘记时常练习以使自己相信，如果最坏的事情发生了，你的确弄翻了饮料并且受到了他人的批评，也是可以忍受的，并非糟糕的事情。

时间旅行想象

当引导来访者检查那些僵化/极端的态度的时候，治疗师会发现一些来访者会固守这些态度，尤其是当相关的事件 A 刚刚发生或者会在不久的将来发生时。当发生这种情况的时候，我（WD）会使用"时间旅行想象"（time-tripping imagery）（Lazarus，1984）向他们说明，可以从不同的角度并且更客观地看待正困扰着他们的事。

让我来举个例子强调这一点。我的一个来访者非常担心自己会被男朋友拒绝。她认为如果自己被他拒绝了，她会崩溃而且将不会恢复正常。我让她想象她真的被拒绝了，而且对此非常心烦意乱的场景。然后我建议她想象自己正要穿过一个时光机，能够迅速通往未来。首先，我让她想象在被拒绝的一周内会有怎样的感受。她回答说，她仍然会心烦意乱、抑郁，甚至想要自杀。我让她将时间继续推进一个月。她认为自己仍然是抑郁的，而且生活没有什么意义。然而当她将自己放在未来的第六个月时，她认为自己将会更加全面地看待这个问题，毕竟生活也并不是这么糟糕，她能够看到自己的未来，甚至考虑去和另一个男人约会。建立起这些想法之后她能够更加灵活、非极端地看待拒绝，现在的问题是：持有这样的僵化/极端的态度会对她产生多久的影响呢？她能够做些什么来使自己更快持有对这件事的建设性看法呢？她细细思考后说自己大概能够在被拒绝三周后，以更灵活、非极端的方式看待它。在这种情况下，我认为这是合理的，而且不需要检查这种短时间内的态度。

关键点

REB治疗师应当发现一些自己擅长使用的检查态度的技巧。尝试使用别人的方法（比如"朋友式""恐怖主义式""时间旅行想象"），创立并检验自己的方法。

75

建立并强化灵活 / 非极端的态度

许多新手REB治疗师认为检查的目的是让来访者意识到自己的僵化 / 极端的态度是没有依据支持的。虽然这的确是检查的一个目的，但是这并不是唯一目的，还有许多额外的任务需要去完成。

为了帮助来访者证明，没有证据支持僵化 / 极端的态度，治疗师要建立起实际可行的灵活 / 非极端的态度来帮助来访者看到新的可能。这最好由来访者用自己的话表达出来，他们需要明白持有这些态度能够帮助他们达成治疗的目标（见第71个关键点）。一旦帮助来访者建立起了灵活 / 非极端的态度，那么治疗师的下一个任务就是去帮助来访者削弱他们的僵化 / 极端的态度并去强化他们的灵活 / 非极端的态度。

从认知角度来看，治疗师不仅需要引导来访者检查自己的僵化 / 极端的态度，也要使用两种态度的同样论点来检查灵活 / 非极端的态度（见72个关键点）。这种公平策略的目的是帮助他们选择自身的灵活 / 非极端的态度，而不是僵化 / 极端的态度，并坚定他们对灵活 / 非极端的态度信念。（见第54个关键点）。在行为上，治疗师需要让来访者根据自己新建立起的灵活 / 非极端的态度行动，同时要摒弃僵化 / 极端的态度。在情感上，治疗师需要鼓励来访者用充满活力的、热情的方式使用认知和行为决策。这样才能够使来访者所有的情感都参与到这一过程中。来访者在根除僵化 / 极端的态度上做的工作越多，并且更多地同时使用认知、情绪和行为方法来练习自己新的灵活 / 非极端的态度，那么他们就能更好地将自己灵活 / 非极端的态度与日常生活中的情绪问题解决方法结合起来。

最后，来访者越能够更多地去挑战那四个僵化/极端的态度（见第72个关键点）并且更多地去肯定四个灵活/非极端的态度，他们越会坚持后者，那么他们在个人态度上的改变就会越全面。

关键点

为了让来访者改变自己的态度，他们需要削弱自己的僵化/极端的态度，同时也要建立并强化自己的灵活/非极端的态度。越多地使用认知、情感以及行为方法，那么灵活/非极端的态度改变其生活的可能性就越大。

76

鼓励使用检查态度的应对模型

在来访者使用检查僵化/极端的态度技巧的时候，他们常常会遇到困难。因此，治疗师需要鼓励他们认清现实，明白自己在检查过程中想要获得什么。在我们的经历中，来访者，特别是那些有完美主义倾向的来访者，期望自己能够很快掌握检查技巧并能够使用自如。比如说，即使非常难受，他们期望自己能够轻松地去检查那些僵化/极端的态度，并进一步期望自己能够在这样做时感到舒适。

在现实中，几乎所有的来访者在刚开始检查自己僵化/极端的态度时都会遇到几个困难。首先，尤其是来访者刚开始学习检查技巧时，当他们感到难受、不安后，会觉得检查自己的僵化/极端的态度是一件很困难的事情。这时，治疗师可能就需要在重新开始检查之前，先通过将他们带入一些情绪引导的活动（比如，自我舒缓），促使他们降低不安情绪水平（Leahy, et al., 2011）。一旦来访者开始内化检查技巧，他们就能够在紧张、难受的经历中更好地使用检查技巧。然而，即使那样，特别是当感到非常焦虑的时候，他们也可能检查失败。治疗师要让来访者对这种结果有所准备，并告知他们可能需要通过保留这种消极情绪而不是与它抗争来降低自己的焦虑水平。当焦虑水平降低时，他们可能就会返回来检查僵化/极端的态度。

许多来访者会报告说，当他们尝试去检查自己的僵化/极端的态度时，他们常常会感觉不对劲或不舒服，或者他们会不相信自己新的灵活/非极端的态度。因此他们很想放弃态度检查。马克西·马尔斯比（Maxie Maultsby, 1984）称此现象为"认知情绪失调"（cognitive-emotive dissonance），他将其解释为，当来访者尝试去相信灵活/非极端的态度时，他们真正相信的是与灵活/非极端的态度相反的僵化/极端的态度，这时来访者不可避免地会体验到尴尬的情绪。治疗师需要鼓励来访者坚持检查，即使他们可能不相信自己新建立的灵活/非极端的态度，强调这是在REBT改变过程中一种很普遍的经历。借用苏珊·杰夫（Susan Jeffer）那个有趣的书名*Feel the Fear and Do It Anyway*，我们鼓励来访者"感受尴尬并继续检查僵化/极端的态度"。

当来访者开始学习检查自己的僵化/极端的态度的时候，治疗师给他们列出他们实际会经历的过程是很有帮助的，这代表了"应对"型的检查模式而非"掌握"型的检查模式。当他们开始感觉难受时，要让他们引起注意，并建议他们将这种改变作为辨别自己僵化/极端的态度的线索。随后，鼓励他们努力检查这些态度并接着建立新的灵活/非极端的态度。当来访者这样做时，让他们感受这些灵活/非极端的态度所带来的有益的消极情绪。应对型的检查模式强调来访者需要坚持检查，即使这是一种痛苦的挣扎，如果他们想要获取情感上的好处，那么坚持这么做是值得的。相比于掌握型的检查模式，这种模式不会使来访者固守和挣扎，很容易就能使来访者接受他们新的灵活/非极端的态度并能更快更简单地获得情感上的收益。

我们常常用健身房做比喻来解释检查这一过程。我们帮助来访者明白，如果他们想要保持健康的身材，他们就需要在健身房中进行经常性的短期训练。而不是希望他们去健身房并一直待在健身房，直到他们变得健康。同理，如果他们想要形成灵活/非极端的态度，他们就需要短期经常性地检查自己的僵化/极端的态度，而不是期望做一次简单的检查练习就能达到脱离僵化/极端的态度的目标。此外，一旦他们获取了健康的身材，他们还需要继续去健身房。同理，如果他们希望能够继续相信自己的灵活/非极端的态度，他们就应该继续阶段性地检查自己的僵化/极端的态度。

关键点

REB治疗师应帮助来访者明白，他们需要坚持检查自己的僵化/极端的态度，这样做是艰难的，也常常伴有可以忍受的不舒服（tolerating uncomfortable）。治疗师应将这种应对型的检查模式与实际中不存在的掌握型的模式进行对比。

77

鼓励检查他人僵化／极端的态度

鼓励来访者在他人身上使用REBT方法是很有帮助的。这包括让来访者去与别的人交谈，在对话中来访者持有灵活／非极端的态度，而其他人极力持有的是与之相反的僵化／极端的态度。这种方法的目的在于让来访者练习如何坚守自己的灵活／非极端的态度，以抵抗那些相关的僵化／极端的态度的冲击。

一个相似的但较少使用的技术是鼓励来访者识别、检查并在脑海中改变那些他们在公共场合或者非公开场合听到的别人所持有的僵化／极端的态度。一开始，治疗师可能会鼓励来访者去听广播、看电视，特别是肥皂剧，因为在这些电视剧中会有更多的僵化／极端的态度的表达。让来访者写下这些僵化／极端的态度并且自己检查那些他们听到的僵化／极端的态度，同时鼓励他们发展一种新的灵活／非极端的态度作为更健康的方式。治疗师也可以建议来访者去听那些流行歌曲，找到歌词中的僵化／极端的态度，并重新写歌词来表达灵活／非极端的态度。因此，来访者能够将歌词"你是无名氏直到有人爱上你"改成"即使没有人爱上你，你仍然是你"。这项作业不仅仅是有益的，同时来访者也会觉得很有趣。

在来访者有机会去检查那些广播或电视上角色的僵化／极端的态度，或者是那些流行歌曲的歌词之后，鼓励他们花一些时间去聆听其亲戚朋友的讲话，记录并默默检查他们所表达的僵化／极端的态度。在这种情况下，不要鼓励来访者参与到这些重要他人对于僵化／极端的态度的讨论中去。当来访者在识别与检查现在以及以前重要他人的僵化／极端的态度上有一定的经验之后，这将帮助他们明白其他人也会有僵化／极端的态度，使他们更加怀疑这些僵化／极端的态度的来源，而不是假设这些信息源是正确的。比如说，如果来访者说他们从来就没有达到过父亲的期望，鼓励他们去推断其父亲持有哪些僵化/极端的态度并帮助他们检查这些态度。这将为来访者检查自己的僵化/极端的态度提供动力，因为他们现在明白父亲固守的关于对自己的期望的态度是错误的。正如我的来访者报告的那样："这是第一次，我明白父亲期望我在学校中有好的表现，实则是要弥补自己作为父亲的不足之处。"然后她继续检查自己的僵化/极端的态度，并得出结论，不想去弥补父亲的不足之处。此外，她还意识到自己和父亲都是易犯错误的人类。如果父亲对她感到失望，那就更反映出父亲的僵化/极端的态度而非她在学校表现不良。帮助来访者去检查那些重要他人的僵化/极端的态度，尤其是那些在过去对她有很大影响的人。这一点在REBT中是很容易被忽略的，即使是我（WD）在1970年末写第一篇REBT论文的时候也忘了这点（Dryden, 1979）。

关键点

一个让来访者检查自己僵化/极端的态度的有效方法是让他们去识别并检查他人的一些僵化/极端的态度。

78

避免过早或过迟的态度检查

虽然展开检查并没有明确或适当的时间，但在决定何时使用这些策略之前有一些重要的任务需要完成。因此在高效检查来访者僵化/极端的态度之前，治疗师需要：

① 识别来访者的目标问题；

② 用REBT的ABC理论来评估这个问题中一个具体的例子；

③ 帮助来访者明白自己的僵化/极端的态度与困扰他们的情绪和C中自我挫败行为之间的关系；

④ 让来访者明白可以通过检查自己的僵化/极端的态度来实现自己的治疗目标（Dryden，Neenan，2004a）。

我们经常听闻一些REB新手治疗师在一听到来访者的僵化/极端的态度之后就马上进行检查。他们在来访者未做好接受检查的准备之前就检查来访者的僵化/极端的态度，这种过早的或者"膝反射"式的检查常常会导致来访者的阻抗，因此在任何时候都要避免这种情况的发生。

当新手REB治疗师延缓使用这些技术时就会产生其他的问题。这些新手治疗师没有帮助来访者检查和改变僵化/极端的态度，而是推迟使用这样的干预措施，他们①让来访者提供更多的但不必要的一些信息；②探索来访者关于C的一些感受上的细微差别；或者③与来访者一起寻找一些与目标事件相关的相似的ABC。以我们的经验，这种REB治疗师要么在检查过程中害怕犯错误，因此就继续做一些让自己舒服的事，要么就是习惯了在治疗过程中不去检查来访者的态度。

第一种治疗师需要通过识别检查并改变与自己恐惧相关的僵化／极端的态度，使用态度检查策略（即使他们还用得不太好），来克服自己对失败的恐惧。他们还需要明白，态度检查是一项高水平的技能，只有在治疗过程中通过与来访者反复练习以及专业督导才能获取。第二种治疗师需要问自己，如果他们引导来访者检查自身的僵化／极端的态度，会有怎样的事情发生；然后通过让来访者检查他们僵化／极端的态度来验证自己的预测，并且在检查干预的过程中引出来访者对态度检查干预的反应。

关键点

在来访者做好接受检查准备之前，REB 治疗师不要使用态度检查技术。当来访者做好了准备，就不要延迟干预。

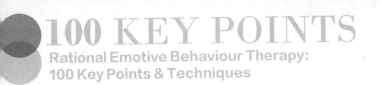
79

对逆境评估和态度检查问题加以区分

　　治疗师在引导来访者检查僵化/极端的态度时，要区分那些试图帮助来访者重新思考这些态度的问题以及那些旨在帮助治疗师更细致地评估A的推论部分的问题。比如说，有这样一个来访者，有如下一些僵化/极端的态度："我的女朋友绝不能打听我的事情。"如果用检查性问题，治疗师可能会问："有什么证据证明你的女朋友绝不能打听你的私事？"这个问题能够使来访者进一步解释为什么他认为女朋友侵入他的生活让他感到苦恼。对于这一问题，来访者会回答说："因为我的自由被束缚了。"另外，治疗师在这时可能也会提出这样的问题来检查："为什么你的自由不能被束缚呢？"除此，治疗师可能还会问另一个评估性问题："为什么你的自由绝不能被束缚对你来说这么重要呢？"这个问题会使来访者更进一步地去探索与A相关的部分。

　　为了进一步将问题复杂化，一些REB治疗师会用那些看似是态度检查性问题，然而实则是用来帮助他们做推理的链接（Moore，1983）。因此，不要再问那些传统的推断性的问题，比如说，"当你的女朋友打听你的私事的时候，什么是让你感到最不舒服的部分？"当他们得到"因为我的自由被束缚了"这样的回答时，他们会问"为什么你的女朋友绝不能打听你的私事？"他们还会去问另一个看似是态度检查性的问题实则是推断性问题，比如说："为什么你的自由绝不能被束缚呢？"

　　对于REB新手治疗师来说，避免混淆态度检查问题和推断性问题十分困难。他们认为自己是在检查来访者的僵化/极端的态度，但实际上是在评估他们对来访者态度的推断。

解决新手REB治疗师困惑的一种方法是仔细区分问题的形式和问题的意图。他们需要问自己："这个问题是用来挑战来访者僵化/极端的态度的，还是用来评估对A的推断的？"如果他们成功做到了这一点，那么他们将不会混淆这两个问题，也不会使自己和来访者感到困惑。

关键点

在问来访者问题的时候，REB治疗师要非常明确所提问题的意图。仔细区分逆境检查和态度检查问题。

80

促进来访者在态度检查中的过度学习

我们在这本书之前的章节（见第55个关键点）中就强调过，当治疗师在教来访者REBT原则的时候，需要和他们一起反复练习。这一点同样也适用于态度检查的过程。

过度学习原则表明，如果个体反复接受一个观点很多次，甚至尽可能经常练习，那么他们将更可能记住自己学到的东西。因此，治疗师需要鼓励来访者使用单一可靠的方式或是多种不同种类的方式反复检查自己的核心的僵化/极端的态度。并向来访者解释，如果他们能更多地这样做，将更能学到怎样去检查自己的态度并更能牢记检查所带来的结果。

这种过度学习的原理同样适用于来访者使用其核心灵活/非极端的态度的过程。比如说，如果来访者坚持在六个月中每天都能进行冒险练习，那么相比只是在这六个月中每月练习一次，他们更有可能有所改变。

虽然，鉴于人类会有重新转向那些顽固的僵化/极端的态度的倾向，来访者可能永远都不会完全相信他们的核心灵活/非极端的态度，但是如果他们能够反复大量练习如何去检查自身的核心僵化/极端的态度，那么当他们鉴别出僵化/极端的态度时，就会比不去反复大量练习者更有可能去检查它们。通过将"反复"这种方式比作投资来鼓励你的来访者重视过度学习。来访者现在能够更多地练习检查其僵化/极端的态度，之后他们将从中获益。

关键点

来访者越多地检查他们的僵化/极端的态度，之后越能从中获益。所以 REB 治疗师应告诉来访者过度学习的好处并鼓励他们将其应用于实践中。

100 KEY POINTS

理性情绪行为疗法：100个关键点与技巧

Rational Emotive Behaviour Therapy:
100 Key Points & Techniques

Part 7

第七部分

解决改变
中的阻碍

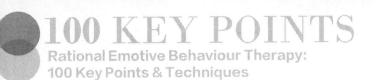

81

评估并解决改变中的阻碍

如果来访者在REBT治疗中没有进步的话，那么就需要考虑许多潜在的阻碍。阿尔伯特·埃利斯（Ellis, 2002）曾经用一整本书来阐述这个问题。之前我们（Dryden, Neenan , 2011）以及罗伯特·莱希（Robert Leahy, 2001）曾从认知疗法的观点详述了这个问题，所以在这里仅总结一些关键点。

首先，当来访者没有进步的时候，治疗师应该反思一下自己和来访者之间的匹配问题是否是来访者缺少进步的原因。治疗师无法期待和每一个来访者都建立富有成效的咨访关系，所以就需要诚实地评估自己和来访者之间的匹配问题。有些REB治疗师在碰到思考比较迅速的来访者时工作比较高效，而在与思考速度较慢的来访者工作时觉得很困难。一些治疗师在解决严重困扰以及复杂问题时非常有天赋，而另一些人可能更擅长处理轻微的困扰，以及能够被清晰描述的问题。诚实地面对自己作为一个REB治疗师的优缺点，如果想要更好地帮助非常棘手的来访者，还需要克服自己的弱点。与此同时，你需要考虑一下要不要将这些来访者转介给能更好地帮助他们的REB治疗师。

当我们试图总结来访者改变过程中的阻碍时，考虑一下来访者的个人人际环境。很多来访者的重要他人可以给他们提供积极而又持续的支持，鼓励他们达成治疗目标。然而，有些来访者可能处于一种对方希望他们保持现状的关系中，如果是这种情况的话，治疗师就要仔细考虑让其重要他人参与到治疗之中的利弊：

● 鼓励他们提出自己的困难（以夫妻或家庭治疗的形式）；

● 如果可能的话鼓励他们成为治疗助手。

　　如果做不到让来访者的重要他人参与到治疗过程中，尤其是他们又不想割断和这些人的联系时，可能就需要重新与来访者协商治疗目标。但是，如果他们确实想割断这些关系的话，治疗师需要支持他们，显然这是个需要深入探索的重要决定。在帮助他们就这一点作出最终合理的决定之前，治疗师最好先帮来访者解决情绪困扰。

　　有时候治疗师可能会成为阻碍来访者进步的因素，认识到这一点很重要。治疗师的僵化/极端的态度对会面过程所造成的影响将会在第82个关键点进行讨论，所以在这里我们将讨论限定在其他治疗师妨碍治疗的变量上（Dryden，Neenan，2004b）。

　　对于来访者改变的可能性抱以太过乐观的态度的话，可能会妨碍来访者的改变。治疗师可能会陷入一种REBT是一种见效很快的疗法的误解之中，并且不能理解来访者在克服那些根深蒂固的困扰时所面对的困难。这可能会导致治疗师给来访者施加很大的压力，给他们布置超过其承受能力的作业任务。

　　同时治疗师也可能会因给来访者的压力太小而阻碍来访者的改变。在这种情况下，治疗师可能会和来访者建立过于温暖舒适的咨访关系，还以为这样的个人联结对于推动来访者改变就足够了。治疗师也可能会因为厌恶REBT中比较强有力的方面，没有给来访者足够的挑战而变得过度补偿。简而言之，在治疗中，治疗师可能会小心翼翼，就像对待瓷娃娃一样对待来访者。

　　另一个会妨碍来访者改变的主要阻碍就是对REBT的应用不够熟练，就像在培训REB治疗师时我们常说的那样，这种治疗方法很容易被缺乏技巧地使用，而这意味着，治疗师需要通过不断的咨询和督导来提高自己的REBT技巧。

　　最后一个想在此讨论的有关来访者改变的干扰因素，主要是从来访者自身反映出的一些问题。我们很谨慎地将这一因素放在最后来讨论，就是希望能够消解一些治疗师会去责怪来访者缺乏治疗改变的不良倾向。但是，对于来访者没有进步完全不追究其责任也是不对的。所以考虑一下我们经常会碰到的那些干扰其改变的来访者身上的问题就很重要。阿尔伯特·埃利斯曾说对不适的非容忍态度是REBT中阻碍进步产生的最大障碍。而这种哲学理念会在治疗过程中以各种方式产生干扰。首先，因为这种对不适的非容忍的存在，来访者可能会难以接受用足够长时间的治疗来获得这个过程带给他们的有益影响。他们可能会在没有很快获得明显进步的时候结束治疗。因为他们认为REBT必须是一种短期介入的疗法。其次，这种对不适的非容忍理念会影响来访者在治疗过程中关注治疗师所说内容的能力。这一类来访者注意的广度可能有限，很容易被治疗过程中相对不重要的方面分心，比如说治疗中所涉及的周围环境。

如果你的来访者真的有这种对不适的非容忍态度，他们可能拒绝完成家庭作业，或者是三心二意地完成作业。有研究表明，在REBT中完成自助任务以及在认知行为疗法中完成其他任务的来访者比没有完成的来访者进步得更多（Burns, Nolen-Hoeksema, 1991）。所以，如果来访者不完成家庭作业的话，这将会是治疗过程中一个很大的阻碍。当然，抱有这种对不适的非容忍态度的来访者就算做了家庭作业也只能获得很小的收益。比如说，他们可能会三心二意地做作业，可能不会用足够的时间做作业，可能会在做家庭作业时要小聪明而不投入自己的认知、情绪以及行为方面。而这种缺乏责任感的行为必将导致进步的缺失（这一点在第85个关键点会有更充分的讨论）。

另一个妨碍来访者改变的重要干扰因素，涉及一些来访者和他人之间的人际问题以及他们可能带到治疗中的东西。比如说，来访者对治疗师抱有敌意就是妨碍治疗进步的一个潜在干扰因素，因为这可能会导致来访者对治疗师产生防御性的反应，治疗师可能也会回报以敌意，或者是放弃，抑或是难以和这样的来访者建立有效的工作联盟。戴维·伯恩斯（David Burns）在工作坊中多次强调了这一点，他强调说如果来访者在治疗中抱着一种敌意态度的话，有很大一批治疗师难以做到治疗化的、共情化的回应。这种情况在治疗师的训练中是一个很重要却又很不幸被忽视的领域。所以碰到这种情况的话，寻求督导的帮助，以及学习一些共情的方式去面对来访者的敌意是很重要的。

关键点

REB 治疗师应认识到在来访者改变过程中有很多潜在的阻碍，包括咨访人员的不匹配、治疗师因素、来访者因素以及来访者重要他人的消极影响，应仔细评估这些干扰因素并采取补救措施。

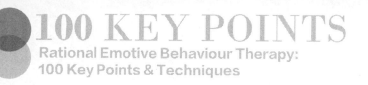
82

认识到双方都会将僵化／极端的态度带到 REBT 中

就像我们在本书中一直说的那样，身为一个 REB 治疗师的主要职责之一就是鼓励来访者识别、检查以及改变那些在治疗之外他们感受到的引起困扰的僵化／极端的态度。但是，有一个非常重要的点需要说明，那就是在治疗中治疗师和来访者都会带来各自的僵化／极端的态度，而当这种情况发生时，它们就可能成为阻碍来访者改变的障碍。

来访者会将他们的僵化／极端的态度带到治疗中

认识到来访者会很容易将其僵化／极端的态度带到 REBT 中来，而治疗师的工作就是努力去预见在治疗中这些态度会怎样影响他们的行为。这样做可以帮治疗师采取适当的预防和补救措施以使来访者的阻抗最小化。下面我们来讨论一些具体的例子。

● 一个有着高成就需要的来访者，可能会将这一态度带到 REBT 中，并且在没有从治疗中获得好的结果时变得气馁，或是在难以理解 REBT 原则时生自己的气或生治疗师的气。

● 一个有着高赞赏需要的来访者，可能会在治疗中表现得过于敏感，并且在治疗师没给予他足够多的温暖和赞赏时变得气馁。

● 一个有着高度自由和自主权需要的来访者，可能会对治疗师的说教性解释以及有关她应该在两次治疗间如何表现的直接建议做出消极的反应。

● 最后，一个有着与愤怒相关的僵化/极端的态度的来访者，可能会在治疗师达不到她对于治疗师的完美职业行为期待时变得愤怒。

虽然假定来访者一定会将他们的僵化/极端的态度带到治疗中是不对的，但是和他们确认一下还是很有用的。如果来访者有赞赏相关的僵化/极端的态度的话，治疗师应询问他们这将会如何影响他们和治疗师的关系。如果他们有成就相关的僵化/极端的态度的话，应询问他们，如果他们难以达到治疗目标，他们会怎样反应。如果治疗师和来访者在来访者将僵化/极端的态度带入了治疗中这一点达成共识的话，治疗师就应该用我们惯常使用的REBT中的ABC模型来处理。

治疗师同样也会将自己的僵化/极端的态度带到治疗中

在第81个关键点中，我们说到治疗师的个人因素是来访者产生阻抗的一个重要来源，在这里我们想探讨这样一个因素：在治疗过程中，REB治疗师可能会对来访者抱有僵化/极端的态度。埃利斯（Ellis, 2002）曾概括出下面这些会妨碍REBT有效运作的治疗师的僵化/极端的态度。

① 在和来访者的互动中我必须时时刻刻保持成功。

② 我一定要是所知的治疗师里最杰出的那个。

③ 我必须被我所有的来访者们尊敬和爱戴。

④ 既然身为一个治疗师我付出了全部精力努力工作，那么我的来访者就必须同样努力负责，而且应该听我的，还应该不断促使自己去改变。

⑤ 因为我是一个人，所以我在治疗过程中一定要享受自己，并且在帮助来访者处理其问题的过程中，也要利用这个过程解决自己的问题。

从经验来看，要让治疗师们认识到他们抱有这样的态度是很困难的。这种情况可能是因为其中掺杂了另一种很多REB治疗师都会持有的僵化/极端的态度："既然我是一名REB治疗师，那么在治疗中我就一定不能有僵化/极端的态度。"如果治疗师能接受自己是一个在治疗内和治疗外都可能会有僵化/极端的态度的、容易犯错误的人类，那么就可以继续进行下一步了——去审视自己的感受和行为，并将它们作为指导，去察觉自己那些与治疗相关的僵化/极端的态度。其中可能伴随这样一个僵化/极端的态度去干扰治疗师做这些："当我在运用REBT时，我绝不能体验到不健康的消极情绪。"如果治疗师能无条件地接受在治疗中有着这些感受的自己，那就要注意以下这些信号，它们预示着治疗师可能对来访者或治疗过程持有一些僵化/极端的态度。

① 如果治疗师发现自己有责备或是谴责来访者的言辞，治疗师可能持有和愤怒相关的对不适的非容忍态度，或者治疗师可能会在感到自尊受到威胁时作出防御性的愤怒反应。

② 如果治疗师发现自己用一种吓人的策略对待来访者，这可能预示着：a.治疗师需要来访者用他们的进步来证明自己是一个非常棒的治疗师，从而是一个有价值的人；b.治疗师认为治疗必须是迅速进行的，并且对此持有非容忍态度。

③ 当治疗师发现自己对来访者有着评价性的言辞，或者对他们有着评价相关的怒气，这可能表明治疗师无法忍受来访者的弱点或者他们正在经历对于非容忍相关的不耐烦。

④ 当治疗师缺少现实感并给予了来访者有关治疗的错误希望时，这经常是一个信号，说明治疗师希望通过拿自己能做到的事来表明自己是个出色的治疗师，以此支持自己受到威胁的自我意识，或者有希望得到来访者赞赏的潜在需要。

⑤ 如果治疗师发现自己陷入和来访者的辩驳无法自拔，这表明治疗师有保持正确或者让来访者觉得治疗师正确的需要，或者是治疗师无法忍受来访者对于REBT原则或是REBT治疗过程的消极观念。

当治疗师发现了这些僵化/极端的态度时，要无条件地接受持有这些观念的自己，然后去检验并且改正他们，更多有关REB治疗师所犯的态度错误的详细讨论可参考迪吉斯裴等的文献（DiGiuseppe, et al., 2014）。

关键点

来访者的治疗进步会因来访者将自己的僵化/极端的态度带到治疗过程中而受到阻碍。REB治疗师应尝试预测来访者的僵化/极端的态度会如何影响其治疗中的行为，识别并解决这些问题，同时诚实地面对治疗师自己与治疗相关的僵化/极端的态度，无条件地接受持有这些观念的自己并彻底地检查这些问题。

83

评估并解决来访者对于态度检查策略的误解

REB 治疗师要永远记住治疗过程中的"态度检查干预"是来访者的诱发事件，所以需要考察来访者对这些干预是如何理解和评估的。如果来访者误解了态度检查背后的某些意思，这个误解会在整个治疗过程中产生消极影响，尤其是在这些误解没有被识别和讨论的情况下。

为了说明这个现象，我（WD）来举一个简短的例子。我曾经碰到过一个极度不自信并且难以和女士建立关系的来访者。周末他总是特别孤独，而意识到这种感受之后他将这归咎于自己太孤僻。我最初的治疗策略是鼓励他无条件地接受孤独的自己，这样他就不会那么沮丧了，我以为这样会帮助他变得更积极一些，然后增加他在周末与别人相见的机会。然而，在一次治疗中，当我在检查他的自我贬低态度时，我发现他变得更气馁了。在交谈中我提出了这一点并且说出了自己对他的想法的疑惑。在稍许迟疑之后，他承认说他以为我想向他传达的意思是他将会孤独终老。如果在那次治疗中我没有发现他的非言语行为并且鼓励他分享自己的经历的话，我可能会错过解决其不正确观点的机会，让他以为我赞同他的不自信。而这和我想要他学会无条件地接纳自我是背道而驰的。

关键点

在检查来访者的僵化/极端的态度时，REB 治疗师要评估他们是否误解了你的目的，如果被误解了的话，要用一种建设性的方式来加以解决。

84

在形成新的灵活／非极端的态度时，
提防那些不易察觉的阻碍

当来访者检查他们的僵化／极端的态度时，如果来访者新建立起一些灵活／非极端的态度，他们可以通过表现一些假装相信这些态度的行为，来帮助自己增强这些灵活／非极端的态度。所以，如果来访者在努力地克服自己对于赞赏的极端需求，他们可以通过认知上检查以及当众谈论一些不流行的事情来对抗这些僵化的态度。但有一点需要注意的是，来访者可能会巧妙地破坏他们那些新出现的灵活／非极端的态度，如果他们的行为仍表现得像他们坚信那些僵化／极端的态度。所以对于之前例子里提到的那些来访者来说，如果他们只在认知上检查自己对于赞赏的极端需要，而行为上还是继续在社交场所保持静默状态的话，那么他们就很难在治疗中有所收获。

我（WD）手头有一个很好的例子来说明来访者是如何一步步破坏其进步的。这个来访者想要克服自己召妓成瘾的问题，他解释说虽然他努力地检查并改变自己的僵化态度即"我必须马上获得性快感"，但他却不相信自己的检查和新的灵活的态度，这事发生在他一边做着检查一边却走向妓院的时候。他这样做正是在破坏他对僵化态度的检查，因为他的行为仿佛在说，他认为自己必须马上满足自己的性需求。

有着惊恐障碍的来访者经常用微妙的方式破坏他们新的灵活／非极端的态度。尽管他们告诉自己可以承受强烈的焦虑，这样的来访者仍会以微妙的行为方式来减少他们的焦虑。举个例子，他们会在觉得自己快要晕倒时坐下来，或者将注意力从自己的症状中转移开以避免感受焦虑。因为他们的行为表现就像是自己不能承受一样，这种微妙的策略会在不知不觉中破坏他们新生成的非极端的态度，即认为自己能够承受强烈焦虑。

关键点

REB 治疗师需要详细评估并解决那些不利于来访者形成灵活/非极端的态度、增强他们僵化/极端的态度的微妙方式。否则，来访者就会继续持有这些态度。

85

识别并解决完成作业的阻碍

我们曾在第81个关键点提到，有很多障碍会影响家庭作业的完成情况。如果没有完成作业成为治疗过程中一个需要注意的问题的话，有一个很系统化的有效方式可以帮助我们寻找没有完成家庭作业的原因，那就是给来访者列一个有关这类障碍的检查表。下面是一个这种检查表的很好的例子（表85-1），可以帮助来访者识别他们完成家庭作业的障碍。

没有完成自助任务的可能原因（来访者完成）

指导语：下面这个清单是各种各样的来访者所给出的他们在治疗过程中没有完成自助任务的原因。因为进步的速度主要取决于你是否愿意去做那些大量的自助任务，所以在你不愿意或是想要拖延这些任务的时候，详尽地找出你完成不了这些工作的原因是很重要的。因此，最好在那个时候完成这个问卷。用T（是）和F（否）评估每一道题目。T代表同意，F则意味着此次并不适用。

表85-1　完成作业的障碍检查表

1	感觉我已经无药可救了，所以也没什么好努力的了。	T/F
2	它不够清晰，我并不明白我必须要做什么。	T/F
3	我觉得治疗师建议的这个具体的方法没什么用处，我并不能看到它的价值。	T/F
4	这看起来太难了。	T/F
5	我很乐意去做自助任务，但是我老忘记去做。	T/F

续表

6	我没时间做作业，我太忙了。	T/F
7	做治疗师建议的事情不如做有自己想法的事情。	T/F
8	我不相信自己可以做一些对自己有帮助的事情。	T/F
9	我感觉治疗师在试图调遣或控制我。	T/F
10	我很担心会令治疗师失望，我觉得我做的对治疗师来说不够好。	T/F
11	我做这些任务只是为了取悦治疗师。	T/F
12	做这些让我觉得非常不好、伤心、紧张、失落。 （在前面列举的适当的字词下画线或是写出符合自己情况的表述）	T/F
13	做这些家庭作业会让我心烦。	T/F
14	太多了做不完。	T/F
15	感觉好像又回到了学生时代。	T/F
16	看起来主要是为了治疗师的利益。	T/F
17	治疗中的自助任务是多余的。	T/F
18	我在以前的治疗中没有做过这种任务。	T/F
19	鉴于之前我所取得的进步，这些任务并不能带给我更多的进步。	T/F
20	因为之前做的那些任务就没什么用，所以我不知道做这个有什么意义。	T/F
21	我并不赞同这种治疗的方式。	T/F
22	其他原因（请写下来）。	

　　一旦来访者同意去做任务但没有完成的话，治疗师就得去探查其中的原因。一个很好的办法就是用ABC的框架或者是参考上面我们提到的未完成作业检查表找到原因。一旦定位到了问题，治疗师要帮助来访者去探明缘由，并且建议来访者在下次会面前完成相关的任务。

　　如果来访者还是不能完成自助任务的话，考虑一下使用奖励和处罚措施。可以参考埃利斯的指导，治疗师可以鼓励来访者只有他们完成家庭作业时，才允许其做喜欢的事情，或是在其没有完成时对其进行处罚（而非惩罚或贬低）。与此同时，要谨记，对于这些障碍的深层探索远比惩罚更有意义。

如果来访者对做作业感到忧虑的话，向他们传达家庭作业总是有意义的观点。告诉来访者如果他们完成家庭作业的话，将会有助于其治疗目标的实现。而如果他们不做家庭作业的话也是有意义的，因为这显示出了他们和自身抗争的程度，同时也有助于找出那些影响他们没能完成任务的各种轻微或是严重的僵化/极端的态度。再补充一点，向来访者说明，实证研究证明治疗的结果是和自助任务的完成相关的，所以来访者需要对这一方面的自我改变负全责。

在鼓励那些顽固拒绝做某些事（这个例子中就是指家庭作业）的来访者时，我（WD）会用一个行之有效的方法。比如，我会问他们会如何处理下面这种事情：一个你爱的人来找你寻求帮助，但是他却拒绝为帮助自己而负起责任。一旦我从来访者身上看到了我想要的反应，即他们会鼓励自己的重要他人去做这些任务，无论他们是对自己没有信心或是出于其他什么原因，那么我会指出，来访者其实也可以有效地听从自己的建议。但是，有一点需要指出，有些来访者会固执地拒绝去做这些作业任务，无论治疗师说什么，这时治疗师需要接受这种残忍的现实，并且不要让自己被其困扰。这样做会帮治疗师在这种困难的环境下继续去完成治疗工作。事实上，有时候不完成作业与来访者认为作业是否会帮他们完成治疗目标高度一致！如果来访者发现他们离自己的治疗目标越来越远的话，也许他们就会开始做这些任务了。

关键点

REB治疗师可以给来访者提供检查清单以帮助他们发现自己没有完成作业任务的原因，让他们认识到这些阻碍作业任务完成的原因会使得他们治疗的效果打折扣。尝试用各种方法帮助来访者去解决这个问题。

100 KEY POINTS

理性情绪行为疗法：100个关键点与技巧

**Rational Emotive Behaviour Therapy:
100 Key Points & Techniques**

Part 8

第八部分

创造性 I：
一般问题

86

正确应用转介

以转介的正确应用来开始REBT中"创造性"这章，可能看起来有点奇怪。但是，我们很赞成阿诺德·拉扎勒斯（Arnold Lazarus）（Dryden, 1991）的观点。在整个流程中有效恰当的转介对所有的治疗师来说都是一项重要的技能。以下是治疗师可能会考虑转介来访者的例子。

（1）当来访者需要得到另一位在某方面有专长的REB治疗师的专业帮助时。虽然REBT是心理治疗中一个比较综合的疗法，然而不同的REB治疗师各有擅长。比如说，你可以试图帮助一位因为幼子罹患婴儿猝死综合征（sudden infant death syndrome）而失去孩子的抑郁来访者，也可以将她转介给另一位在这领域更专业的REB治疗师（Schneiman, 1993），这位REB治疗师可能对来访者在这种综合征上的反应有着更全面的理解，并且对所要用于这类来访者的治疗技术的细微差别有着更好的理解。

（2）当一个来访者求助于REBT，治疗师认为来访者可能会和自己的同事建立更强的工作联盟时，要考虑到来访者的人格、性格特征，治疗师再决定将来访者转介给哪位治疗师或同事。

（3）当治疗师觉得，来访者可能会从另一个治疗学派的治疗师那里得到更多帮助时。可能是因为这个来访者的问题更可能被其他取向的治疗师理解，或者是该来访者的治疗偏好更易与其他流派的治疗师匹配。举个例子：一个有着紧张性头痛的来访者需要生物反馈训练，而REB治疗师却难以操作。在这种情境下，治疗师可能会希望带该来访者去求助生物反馈方面的专家。而如果这个生物反馈方面的治疗师也懂得一些REBT技巧的话，那就再好不过了。如果不行的话，两方治疗师们可以联合治疗。同时治疗中的三方需要就治疗的焦点达成共识。

（4）当一个来访者明确表示了对别的心理疗法的偏爱，这种状况会相对更难处理一些，因为来访者可能会隐瞒一些对REBT的特定误解，还会对其他疗法的好处有一些积极却不切实际的期待。在这种情况下，治疗师希望和来访者就其对治疗的期待，和其针对REBT的理解进行直接而又全面的讨论（参考第三部分）。在讨论的最后，可以给来访者做一个短程的REBT训练感受一下。然而，当某些来访者不想用REBT时更好的做法是将这些来访者转介给不同方向的治疗师，而不是不顾他们的意愿坚持使用REBT。对于心理治疗来说，REBT是一种非常有效的途径。但是也要避免一些过于武断的看法，比如，REBT适用于所有人，或者对所有来访者来说，某位治疗师都是最适合的治疗师，这是一种对于自己的专长过于自恋的态度。

关键点

REB治疗师应考虑将某些来访者转介给其他REBT方向的同事，或者其他非REB治疗师。

87

灵活运用治疗会面

有一本面向普通大众的书叫作 *Same Time Next Week？*（Neimark，1981），该书警示了周例会式心理治疗的危害，来访者每周都在同样的时间接受心理治疗，且每周持续相同的时间，也就难怪每周会讨论同样的问题了。为了防范这种无止境的治疗，在治疗会面中灵活应变就很重要。之前（第57个关键点）我们就已经推荐在REBT治疗接近尾声时可以适当延长两次治疗会面之间的间隔。

对治疗会面的接待时间治疗师也需要保持灵活性。阿尔伯特·埃利斯为个体来访者提供了两种类型的治疗：一场半个小时或一场一个小时。我之前听过很多场这样的治疗，而且我觉得埃利斯在半个小时的治疗中比在一个小时的治疗中工作更努力更迅速。那个著名（或不著名）的每次50分钟的惯例的产生，事实上是为了治疗师而非来访者的便利，因为这样治疗师就可以在两场治疗会面中得以短暂（10分钟）休息。

然而，有时来访者并不能充分运用这50分钟的治疗时间。这类来访者可能会有智商（IQ）低下或是注意力缺陷的问题，如果治疗师与他们会面50分钟，他们只会感到困惑。对于这类来访者，可尝试治疗时长的差异化。比如说，向他们提供类似20分钟的选项，此时治疗师和来访者刚好可以抓住一个焦点。相较于在50分钟里讨论好几个点，来访者在这种短时长的治疗会面中记住一个点是更有效的。

与此相反，对有些来访者来说，会需要比50分钟更长的时间。比如，有的来访者住得很远，而且每次来治疗会面都需要走很远的路。作为英国为数不多的REB治疗师之一，我（WD）遇到过很多距离我工作地点（伦敦）很远的地方的来访者来进行一次或两次的治疗会面。这种情况下，我和来访者用2小时或3小时讨论很多问题。我一般会将治疗过程录下来，并将其拷贝给来访者以便他们以后回顾。这种对于REBT浸泡式的学习，让来访者可以将他们所学的东西在一个更长的时间，而非局限在50分钟里做出反应。如果不听这些录音的话，面对这么多的信息，来访者会崩溃的，并且依然困惑着。

有一种能够提高来访者独立性的方法就是增加两次治疗会面之间的时间间隔。迪吉斯裴曾经建议过治疗的频率不要比来访者的情绪周期更频繁。所以，如果一个来访者是每七天烦扰一次，那么每周一次的会面就很合适。然而，如果他每八天烦扰一次，那可能每两周一次的会面会更合适。虽然根据来访者的烦扰规律来安排治疗频率是个好主意，但并不意味着一个每天都沮丧的来访者需要天天来做治疗。

其他有关灵活性的建议则是针对治疗形式的，比如说打电话、网络视频❶、写邮件或使用结构化的线上程序，以及比较传统的给来访者回信件的方式。在我频繁往返美国的一次旅途中，我的好朋友兼同事理查德·韦斯勒（Richard Wessler）跟我讲了一个他和一名希腊来访者通过信件进行治疗的案例。虽然通过邮件的治疗并不能替代面对面的治疗，但它确实能帮助很多遭受痛苦的老年人。

当治疗师考虑在治疗过程中做一些灵活的改变时，需要基于一些清晰的原理，并且和来访者进行讨论以征得同意。

---

❶ 因为新冠疫情带来的限制，在本书修订的时间（2020年6月），线上治疗已经变得非常普遍。

关键点

REB 治疗师要准备灵活地使用治疗期，可以调整治疗的持续时间和形式，当治疗师想改变一些治疗的规则（比如每次50分钟）时，要和来访者商讨以取得他们的同意。

88

以符合 REBT 理论的方式
运用其他疗法的技术

早在1962年埃利斯就倡导以与REBT理论一致的方式运用一些其他疗法的技术。我（WD）觉得REBT是一种我们称之为理论上一致的折中主义（Dryden，1987）。在治疗师应用REBT的理论去制订治疗策略时，可以自由地运用REBT技术，也可以运用其他疗法的技术去实现这个策略。就像阿诺德·拉扎勒斯说的那样（Dryden，1992），当你将一个起源于其他疗法的技术应用到治疗中时，并不意味着你要遵循这一技术源起的理论原则。所以，当我（WD）应用了格式塔学派所发展的双椅法（two-chair technique）时，并不意味着我持有和格式塔学派同样的假设，与此相反，我是要借此技术达到由REBT理论所设立的目标。格式塔学派的治疗师在应用双椅法时，一个主要的目的就是帮助来访者解决心理机能分离的问题。而当REB治疗师在应用这种双椅法时，可能是想要鼓励来访者尝试着弱化一个僵化/极端的态度并且增强其灵活/非极端的态度。

当治疗师借用其他疗法的技术时，一定要认真考虑那些可能会出现的计划外的结果。举个例子，宣泄法可以很好地帮助来访者在ABC框架下识别出C所指的感受，但是这样的技术同时也会通过增强这些感受而鼓励其去强化这些僵化/极端的态度。治疗师要注意实证研究并不支持将宣泄法应用到解决有关愤怒的问题上（Kassinove，Tafrate，2002）。

至此，我们已经讨论了在坚持REBT理论下借用其他疗法的技术来实施治疗策略，借用其他治疗取向的技术或是工作方法来提升REBT治疗过程的构建是可能的。

所以，治疗师们经常会和来访者一起列出问题清单以及制订治疗计划，因为他们相信这样会让双方在治疗中更充分地使用时间。需要补充一点，所有的这些方法都是源于贝克的认知疗法（Beck, et al., 1979）。

关键点

REBT是一个在理论上一致的折中主义疗法。所以，它鼓励治疗师借用其他疗法的技术以及工作实践，但是要记得前提是符合REBT的理论。

89

改变媒介而非信息

在第55个关键点中我们提到在谈论REBT原则时重复的重要性，我们建议治疗师可以重复用同一种方式来教授一个原则，也可以用不同的方式传授相同的信息。在这里我们将重点阐述后一种情况。

正如在第72个关键点中讨论的那样，治疗师可以用不同的风格来帮助来访者检查僵化/极端的态度（比如，说教式、苏格拉底式问答、隐喻式、幽默式以及行为性的辩驳）。来看看这个原则怎么应用于将无条件自我接纳的价值传授给来访者。首先，治疗师可以说教性地向来访者解释这一概念，然后，可以用苏格拉底式问答的方式向来访者提问一些相关的问题，直到他们抓住要点。之后，治疗师可以讲一个故事来阐述不要给人们笼统评价的重要性。举例来说，鲁斯·韦斯勒和理查德·韦斯勒（Wessler，Wessler，1980）曾经讲过一位名叫内森·利奥波德（Nathan Leopold）的案例，他曾在十几岁时为寻求刺激杀死了一名男孩，之后入狱很长时间，在狱中他没有放弃自我学习，在被释放后接受了社会工作者培训，并且最终在帮助弱势群体时做出了杰出的成就。他们提出的问题是："我们怎样来评价内森？他是一个好人还是坏人？"答案是两者都不是。他曾是一个因为做了一件很大的错事而被惩罚的易犯错误的人，但是后来他又做了很多好事。当然了，受害者的父母以及很多其他的人可能不会同意这个观点，所以治疗师需要考虑到尽管这些观点与REBT的理论一致，但是来访者却不会接受这种观点的可能性。

用一种幽默的方式来谈论无条件自我接纳的原则，可以看这个打球的例子。一个不健康的例子是：我打了个坏球，所以我是个不好的人；我打了个好球，所以我是个好人。一个健康的例子是：我打了个坏球，所以我是个会犯错误的人；我打了个好球，我还是个会犯错误的人。

用行为性技巧来传达无条件自我接纳的一个例子是，让来访者说出他们的各种特质、行为和自身的方方面面，然后把这些写在黄色的便笺上，让来访者们把这些便笺从头到脚贴在身上的不同部位。然后治疗师要问：来访者作为一个人，身上所包含的完整性及复杂性可以被这样一个简单评价完全概括吗？答案是否定的，一个人是很难被简单评价的。

治疗师可以将行为性及幽默式技巧结合起来（见第72个关键点），比如把一杯水泼在自己身上，然后问来访者："这是件愚蠢的事情吗？"直到来访者频繁回答"是"之后，治疗师再问："那么这些事让我成为一个愚蠢的人了吗？"我们当然期待来访者会回答不是，但若是他们回答了是，他们的反应可能说明了其僵化/极端的态度是多么根深蒂固，又或者是，治疗过程已经变成了来访者沉浸在治疗师所表演的滑稽笑话中去了。

除此之外，治疗师还可以用很多其他的媒介来解释无条件自我接纳的价值，比如说，图89-1描绘了是什么让人成为一个好人（只有好的特质、行为等）、一个坏人（只有坏的特质、行为等）、一个会犯错误的人（同时有好的、坏的以及中性的特质等）。很多时候，比如在阐述自我接纳的价值方面，有很多方式和我们讨论的方式一样，可以胜过长篇累牍的解释，所以，无论何时何地，方式没有限制，有的只是被限制住了的治疗想象力。

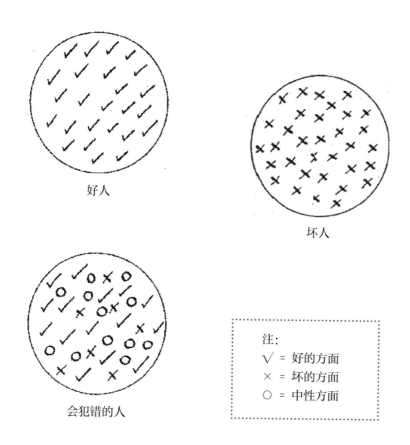

好人

坏人

会犯错的人

注：
√ = 好的方面
× = 坏的方面
○ = 中性方面

图 89-1　把自己看作一个会犯错的人

关键点

REB治疗师可以用很多不同的方式来教授REBT（比如无条件自我接纳的价值观）原则，所以治疗师应该运用想象力去变换媒介，而非信息。如果不将媒介多样化，那么会让人感到单调乏味并引起信息的丢失。

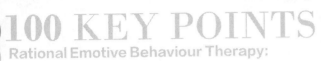
90

让干预生动起来

在20世纪80年代，我（WD）曾描写过生动应用REBT的重要性（Dryden，1986）。主要想表达的意思是，将干预过程呈现得让人难以忘怀，以此让来访者更易回忆起被教授的REBT原则。既然REBT是一种教育取向的心理疗法，那么如果来访者记住了这些REBT原则的话，他们会更容易在生活中运用它们。生动的方式因为可以刺激来访者的想象力，能更全面地调动他们的情绪，因而也就更有效。

在第72个关键点我们曾讨论了检验来访者对于治疗师所讲的那些比喻、故事、轶事、寓言以及格言等是否理解的重要性，如果治疗师用间接的方式来传达这些REBT原则的话，来访者就很容易曲解这些干预的意义。所以为了确认他们是否明白了这些意义，需要让来访者分享自己对于治疗师所讲的这些事情的理解。同样的，如果用生动的干预形式传达了一些比较隐晦的原则时也要注意这个问题。还需要注意的一点是，有的来访者并不喜欢这种生动的干预方式，因为他们对于治疗师的形象有僵化的认知，认为一个治疗师必须要严肃。而这种观点和治疗师运用一种幽默而又夸张生动的干预方式是有冲突的，所以在治疗过程中观察来访者的反应以调整自己的方式是很重要的。

在我（WD）早期所写的"生动的REBT"中，曾提醒过治疗师们不能太随意地过度应用生动方法。在这里我再强调一下，在一次治疗会面中巧妙地运用一个生动的干预所产生的影响可能远大于在治疗中不停地用这种手段。事实上，当治疗师应用了很多生动的方式时，来访者可能会感到困惑，感觉眼花缭乱，以至于忘记这些生动形式背后想阐述的道理。永远不要忘记生动的形式只是为REBT服务的工具而已，它们的目的是凸显那些 REBT 原则以便于人们记忆。千万不要在 REBT 中让这些生动的治疗手段成为全部，不然那就是杂耍而非治疗了。

关键点

REB 治疗师应在 REBT 中正确应用生动的形式以帮助来访者记忆并运用 REBT 原则，但应避免过度运用。

91

创造新的 REBT 技术

在我们的经验中，最有效的REBT践行者往往是那些富有创造性并且坚持不断探索新技术的人。而这种创造性的过程取决于横向思维的能力，并将每天发生的事件作为一种刺激来引发创造性的思考。用一个我（WD）个人的例子来说明这个创造过程。大概一年前，有次我在一个购物中心闲逛，经过一个卖很多新奇玩意儿的店铺，里面有一些很大的红色、亚麻色的塑料剑。一开始我并没有想到这些东西怎样用到REBT中去，但是当我沿路又走了一段距离时，一个念头突然冒了出来。我想到可以用下面这种看起来很夸张的方式帮助来访者用这些剑增强他们的灵活/非极端的态度以及减弱他们的僵化/极端的态度。有次我在帮助来访者检查他的僵化/极端的态度时，我拿出了剑，把亚麻色的交给了来访者（亚麻色flax，f代表flexible/non-extreme，即灵活/非极端的），我自己拿着红色的（红色red，r代表rigid/extreme，即僵化/极端的）。然后告诉来访者我们要做一个名为REBT之剑的游戏，我的任务是用我的僵化/极端之剑去抵御来访者的灵活/非极端之剑，而来访者要做的是用他的灵活/非极端之剑来打败我的僵化/极端之剑。我指导来访者尽力地击打我的剑以体现他的灵活/非极端的态度。之后我一边击打他的剑，一边用僵化/极端的态度攻击他的灵活/非极端的态度。这个技术在一些成员间关系良好的团体治疗中效果很好，因为他们不会认为用这种方式是傲慢或轻视。

如果治疗师真的创造出了一些新技术的话，建议在实施于来访者之前找一个受尊敬的同事或者督导讨论讨论，如果这些技术考虑得并不周全，这些反馈也许会发现这些技术可能会存在的问题。

关键点

REB治疗师应解放思想，发挥想象力去创造新的REBT技术。

92

充分利用治疗前个人改变的经历

不要忘记来访者在寻求心理治疗的帮助之前，曾有过很多有关个人改变的经历，为了充分利用这些治疗前的改变经历，治疗师需要挖掘出它们。询问来访者他们曾经历过的那些改变了自己不健康态度、自我攻击行为或是烦扰情绪的时刻。通常在治疗开始之前或是结束对僵化/极端的态度的检查之后这样做会比较有效。花些精力去理解来访者的哪些行为对这些改变有贡献，如果这些经历明显和REBT理论相一致，那么在你们所讨论的这个问题上可以向来访者说明他们自己可以作为改变的一个榜样。这些来访者通过自己的努力引起改变的例子包括：在散步中思考问题；和明事理的家人谈话并实践来访者的建议；想象他们认为的心理健康的人会如何处理问题并将那人看作榜样；写下一个特定行为的好处和弊端等。帮助来访者用REBT的方式去完善这些改变过程。这种结合来访者过去改变经历的方法通常会非常有效。但是，如果这些来访者自我改变的成功方式会阻碍他们达成态度改变的话就要慎用（比如有来访者通过贬低别人代替低看自己来克服自己的低自尊问题）。

杰罗姆·弗兰克（Jerome Frank）曾说心理治疗最主要的治愈因素之一就在于其能产生希望（Frank, Frank, 1991）。帮助来访者看到自己曾经成功处理过过去的情绪困扰，他们可以将自身看作一个鼓舞人心而又现实的榜样，这会是一个帮助来访者产生希望的有力手段。但是，如果来访者非常沮丧的话，治疗师需要为他们带来希望，直到他们的情绪开始好转并能够自己产生希望为止。

关键点

REB治疗师应发现并充分利用来访者治疗前的有关个人改变的经历，应用REBT手段完善它们，但是如果这些经历不利于态度改变的话则一定要避免。

100 KEY POINTS

理性情绪行为疗法：100个关键点与技巧

**Rational Emotive Behaviour Therapy:
100 Key Points & Techniques**

Part 9

第九部分

创造性Ⅱ：
在一次会面
治疗中使用
REBT

93

一次会面治疗的性质和目的，良好的 SST 实践和 REBT 的观点

在本关键点和下一个关键点中，我们将通过展示如何将REBT用于一次会面治疗（single-session therapy, SST）来讨论REBT创造性实践的最新发展。在本关键点中，我们将证明SST实践的思想与REBT的思想是一致的，在下一章中，我们将概述基于REBT的SST的全貌。本关键点的主要内容基于我们（WD）近年来的工作（Dryden，2019b）。

一次会面治疗可以被看作治疗师和来访者有意识的一种努力，双方同意一起工作，来看看治疗师是否可以在一次治疗会面中处理他们的问题，或者需要的话可以提供更多帮助（Dryden，2019c，2020b）。

提供 SST 的理由

SST的存在是因为它与大量人在寻求和使用治疗服务时的需求相匹配。国际上公共和非营利治疗机构的调查❶表明，来访者与治疗师会面次数的众数❷是1次，其次是2次，然后是3次（Brown，Jones，2005；HoyT，Talmon，2014；Young，2018）。数据也表明这些有过一次会面治疗的人中有70%–80%对此感到满意

---

❶ 不包含来自个体执业者的数据。

❷ 众数表示出现频率最高的数字。

（HoyT，Talmon，2014；Talmon，1990）。

　　SST 发展越来越好的原因之一是基于一个重要的原因：它能在人们需要的时候提供帮助，而不是在可用时才提供帮助。因为需要帮助的人太多，治疗机构那里很快就有了很长的等候名单❶，虽然他们试图通过对会面的次数设置"上限"来解决这个问题，但相对于漫长的等待时间，这只是杯水车薪。通常，治疗师们倾向于假设第一次会面的目的是让来访者来进行第二次治疗。相比之下，阿尔伯特·埃利斯（Albert Ellis）的实践是在没有假设来访者会回来的情况下进行。一开始，他会教来访者 REBT 的 ABCDE 框架，并展示给他们如何将此应用于他们的问题。在会面结束时，埃利斯会鼓励来访者在前台再次预约，但前提是他们愿意并且有适合他们的时间。因此，埃利斯的做法实际上符合 SST 的一些原则，他在工作坊演示中以及他那传奇的"星期五晚上工作坊"中有意使用了 SST。在这个舞台上，埃利斯将参考 ABCDE 框架帮助志愿者解决他们指定的问题，帮助来访者检查隐藏在他们的问题之下最突出的僵化/极端的态度，让他们用理性情绪意象（rational-emotive imagery，REI）演练他们的新态度，提供他称之为"操作性条件反射"的方法以鼓励来访者在课程结束后进行 REI 练习，并提供一些可以"启动"改变过程的行为建议。

SST 的目标

　　正如上述一次会面治疗的定义所表明的那样，SST 是有目的的。因此，治疗师心中有以下一个或多个目标：

● 给来访者一种情绪上的解脱感；

● 促进希望感；

---

❶ 治疗机构提供的等候名单上有等待的人数；但其实，等待帮助的人更感兴趣的是他们需要等待的时间（即等待时间对于用户来说是一个更相关的指标）。

- 帮助来访者"摆脱困境";

- 帮助来访者向前迈出几步,这可以让他们在没有专业帮助的情况下完成剩下的旅程;

- 帮助来访者看到他们有足够的资源来实现他们的目标并利用这些资源;

- 帮助来访者选择可能的解决方案,这可能涉及改变他们的观点或做一些不同的事情;

- 尽可能让来访者体验解决方案;

- 帮助来访者制订行动计划。

一次会面治疗的思维模式

一次会面治疗不是一种治疗方法。相反,它是一种提供服务的方式和治疗师带到工作中的心态。这种心态包括以下具有实际意义的特征:

- 展示"现在"的力量,并就 SST/OAAT 可以实现的目标做出现实的预期;

- 确定会面结束时的焦点;

- 就会面的焦点达成一致;

- 持续追踪;

- 识别并利用来访者的优势;

- 识别并利用环境资源;

- 协商解决方案;

- 排练解决方案;

- 明确后续步骤。

SST 的良好实践以及 REBT 观点

在本节中，我们将讨论SST的良好实践，并展示REBT对其中每一点的看法。正如下面将要呈现的，这两个治疗领域之间存在高度的一致性。下面我们将介绍每个SST的良好实践点，并就每个点给出REBT观点。

1. 一开始，治疗师与来访者就他们会面的目的以及他们能达到什么和不能达到什么达成一致。

REBT观点：良好SST实践重点强调明确性的这一点和REBT是一致的。

2. SST治疗师从一开始就通过他们所做的工作迅速吸引来访者。

REBT观点：良好SST实践的这一点与REBT的"让我们开始谈正事"的以问题为中心的方法一致。

3. SST治疗师在治疗会面中谨慎地积极活动，同时注意鼓励来访者积极参与其中。

REBT观点：REB治疗师积极地使用苏格拉底式提问，并邀请来访者积极参与这种对话。即使REB治疗师在很多时刻都在说教，他们也会通过要求来访者总结治疗师提出的观点并表达他们对这些观点的怀疑、保留或反对意见来确保来访者的参与。

4. SST实践者从一开始就专注于帮助来访者实现他们的会面结束目标（end-of-session goal），同时，治疗师也帮助来访者保持专注。

REBT观点：REB治疗师使用ABCDE框架来帮助他们自己和来访者专注于他们提出的问题以及与问题相关的目标。这个框架的使用也鼓励专注。

5. SST实践者要么以解决方案为中心，要么以问题/解决方案为中心。在帮助来访者了解该问题所涉及的因素（问题评估）之前，后者从来访者的角度引出来访者提出的问题，然后基于该理解找到解决方案。

REBT观点：REB治疗师会区分来访者的问题是体验的还是评估的，这一观点与上述以问题/解决方案为中心的SST践行者的实践高度一致。

6. 一旦以问题/解决方案为重点的SST治疗师评估了来访者的问题，他们就会引出他们的目标/偏好的未来并持续聚焦于此。他们会特别专注来访者在会面结束时为实现目标所完成的初始步骤。

REBT观点：REB治疗师认同帮助来访者设定目标很重要，但是根据REBT理论，他们更喜欢与来访者一起设定并努力实现基于逆境的目标。

7. 如果可能的话，SST治疗师鼓励来访者将他们的目标/偏好的未来建立在一个或多个珍贵的价值观上。

REBT观点：伯纳德（Bernard，2018）认为，理性情绪行为指导最好建立在埃利斯著作中的一套健康生活原则之下。虽然其中一些原则促进心理健康，但其他原则可以被视为价值观。

8. SST实践者重视所有事项的清晰性，尤其是在可行时解释他们的干预措施。

REBT观点：这是良好SST实践的另一个点，其特点是明确性，这再次与REBT实践相一致。

9. SST的会面时间显然是有限的，SST实践者的主要工作是帮助来访者选择对他们有意义的关注点。这通常是（但并非总是）来访者所关注的特定问题。虽然治疗师希望帮助来访者解决这个问题，但治疗师也会寻找方法来帮助来访者将他们从特定问题中所学的东西应用到他们生活的其他领域。

REBT观点：REB治疗师将从帮助来访者识别和处理问题开始，到检查来访者如何将他们从处理特定问题中学到的知识推广到其他问题。

10. SST的实践者没有时间帮助来访者学习他们此前不具备的技能，因此他们需要帮助来访者识别他们自己认为的优势，并将其带入会面中。SST的这一原则与所谓的基于优势的疗法比较类似（Murphy，Sparks，2018）。

REBT观点：虽然REB治疗师没有正式的"基于优势的REBT"方法，但SST这一原则与REBT并不矛盾。

11. 除了强调来访者的优势（即内部资源）外，SST实践者还将鼓励来访者识别和利用在其环境中可用的相关帮助（即外部资源）。

REBT观点：虽然REB治疗师在很大程度上帮助他们的来访者识别和改变内部因素，但REBT的灵活实践包括对内部和外部因素的双重关注。它是和（both/and），而不是或（either/or）。当治疗师不能帮助来访者改变内部因素时，如果可能的话，他们一定会帮助来访者改变外部因素。

12. 以问题/解决方案为重点的SST治疗师会要求来访者回想他们以前为解决问题所做的尝试。这样做，将帮助来访者从这些尝试中建立成功的元素，并抛弃那些不成功的元素。

REBT观点：虽然REB治疗师倾向于不定期询问来访者他们先前的解决问题的策略，但这与REBT并不矛盾。

13. 大多数（但不是全部）SST实践者在会面中会自由地发问，这对接受过不要提问或谨慎提问训练的治疗师提出了挑战。

REBT观点：这种对提问的自由使用与REB治疗师的实践方式是一致的。

14. SST重视清晰性，并努力确保在整个治疗期间来访者的理解和认同——包括来访者可以从会面中实际实现的目标以及来访者获得进一步帮助的途径。

REBT观点：REB治疗师努力让来访者保持清晰的认识，并热衷于确保来访者理解REBT的关键概念。

15. SST的来访者以积极、乐观的心态离开是至关重要的，这意味着SST治疗师鼓励来访者识别并表达关于会面任何方面的怀疑、保留和反对意见（doubts, reservations and objections, DROs），以便治疗师可以对这些DROs做出回应。

REBT观点：这种做法与REB治疗师努力让来访者表达他们可能对REBT治疗

过程的任何DROs所做的工作非常一致。

16. SST治疗师努力让来访者的头脑和心灵都参与进来，以确保这些工作可以对来访者产生情绪上的影响，这样会增加来访者从治疗中获益的可能。因此，治疗师会希望避免与来访者进行单纯的理论讨论或是让来访者陷入情绪而无法思考的情况。在上述两种情况下，来访者都不太可能从会面中获得太多好处。

REBT观点：REB治疗师意识到让来访者在情绪上参与进来的重要性，否则两者之间的讨论可能会过于理性。我曾经写过REB治疗师需要注意这种情况，以使他们的干预与治疗一样生动（Dryden, 1986）。

17. SST治疗的一种风险是，因为只有一次会面，所以治疗师鼓励来访者尽可能多地从会面中带走东西。这样的话，治疗师可能会使来访者负荷过重，从而导致来访者从治疗中实质上带走的内容很少。为了防止这种情况，治疗师鼓励来访者只从会面中带走一个他们可以应用到生活中的有意义的点。

REBT观点：以上的观点与REBT一致。鉴于REBT是一种教育取向的疗法，REB治疗师要注意他们的主要目标不是去教来访者REBT的概念，而是去帮助他们学习这些概念。鉴于此，来访者最好可以在会面中融会贯通一个有意义的点，而不是带走多个一知半解的概念。

18. 当来访者提出具体问题时，SST治疗师会努力帮助来访者找到解决该问题的方法。这样的解决方案将反映来访者的优势、先前成功处理问题的要素以及治疗师向来访者建议的任何可能有帮助的概念。

REBT观点：REB治疗师通过提供态度解决方案来努力帮助来访者解决问题。因此，REBT以解决方案为中心的性质与SST的关注点是一致的。

19. 一旦来访者选择了一个解决方案，SST实践者给来访者一个实践的机会是很重要的。这可以使来访者获得对解决方案的直观感受，以此评估是否适合实施以及评估潜在的帮助。

REBT观点：这样的演练与REBT完全一致。

20. 一旦来访者确定了解决方案，接下来就是SST治疗师帮助他们制订行动计划以实施解决方案。尽管治疗师可能会帮助来访者选择一种特定的方式来"启动"计划，这样的计划本质上是笼统的。

REBT观点：作为一种认知行为方法，REBT建议协商具体的作业任务，这些作业可以在下一次会面时进行检查。然而，鉴于SST的短期性质，帮助来访者制订行动计划与REBT并不矛盾。

21. 如果来访者希望以乐观的方式结束一次会面治疗，SST实践者帮助他们以积极的态度结束会面是很重要的。为了确保做到这一点，治疗师会邀请来访者提出结束问题，或者告诉治疗师他们希望以后可以在治疗会面中表达的事情。最后，治疗师可以重申来访者是否可以获取进一步的帮助以及如何获取这种帮助。

REBT观点：虽然上述做法在REBT中不经常进行，但它们与REBT不矛盾。

从上述分析中可以看出，SST的良好实践与REBT中经常发生的情况有很多一致之处。在第94个关键点中我们将进一步阐述这个想法，并概述应用到SST中的REBT方法。

关键点

一次会面治疗的一般原则与REBT的具体实践有很强的一致性。因此，在我们看来，这使得REBT对提供一次会面治疗服务做出了巨大贡献。

94

基于 REBT 的一次会面治疗

基于REBT的一次会面治疗实践者(REBT–SSTP)的第一项任务是与来访者就对治疗的理解和期待达成一致，即他们将在一次会面中帮助来访者达成一些他们在以后的生活中可以实践的有意义的点，并且如果需要的话，还可以获得更多的帮助。如果来访者希望在此基础上继续进行的话，那么治疗师和来访者将需要决定来访者是否有时间和意愿为治疗会面做准备。如果可以的话，这些准备可以通过电话或由来访者在会面前完成由治疗师共享的问卷来进行。

在治疗开始时，治疗师询问来访者他们希望在治疗结束时达到什么目标，并提醒来访者他们正在共同努力帮助来访者实现那个目标，同时，如果来访者需要，也可以提供更多帮助。这通常由来访者在实施了他们从会面中学到的东西并经过时间的检验后来决定。

如果来访者希望讨论特定的情绪问题，REBT–SSTP可以帮助他们根据所经历过的问题设定他们的目标。然后REBT–SSTP将重点放在该问题上，并着手使用ABC框架的情境AC部分对该问题进行基于逆境的评估，即治疗师询问来访者关于相关问题的具体例子，来访者对这些问题发生时的情境进行详细描述，识别出来访者的主要困扰情绪C（不健康的消极情绪或UNE），然后识别出逆境A❶。治疗师先鼓励来访者去假设逆境是真实的。在此之后，治疗师帮助来访者根据他们评估的问题设定一个基于逆境的目标。然后，治疗师帮助来访者评估导致他们情绪问题的僵化/极

---

❶ 我的做法是使用"温迪神奇问题"（WMQ）来完成这项工作。见表47–1。

端的态度，并鼓励他们看到他们可以在态度之间做出选择，这两种态度是他们认为对自己的问题负有最大责任的一种僵化/极端的态度和灵活/非极端的态度。在这个过程中，治疗师帮助来访者看清灵活/非极端的态度与他们基于逆境的目标之间的关系。

在强调了态度选择之后，治疗师帮助来访者检查这两种态度并选择一种态度去实践。通常是灵活/非极端的态度，它代表了SST术语中的"解决方案"。然后，治疗师鼓励来访者在治疗中通过使用想象、角色扮演或双椅法等方法来练习这种基于解决方案的态度。

接下来，REBT-SSTP说明了来访者改变的过程。主要涉及来访者对他们主要的灵活/非极端的态度进行练习、以与这种态度一致的方式行事等，并随着时间的推移定期这样做。通常会在治疗师和来访者商定的行动计划中详细说明这些活动。

在治疗的适当时机，治疗师帮助来访者找出他们的优势、弹性因素、价值观和外部资源，来访者可以在治疗中以及以后的生活中利用这些因素促使解决方案生效。

在治疗会面结束时，治疗师鼓励来访者对他们从会面中学到的东西进行总结，并计划将其带入到以后的生活中。鼓励来访者在最后一刻问任何问题，或者在结束前告诉治疗师他们需要说的任何事情，这样来访者就可以带着完整感和对未来的希望离开。然后，治疗师可能会邀请来访者参与这样一个过程，让他们反思和消化他们从会面中学到的东西，并同意在决定是否寻求进一步帮助之前先根据这种学习采取行动，看看结果怎样。当然了，在治疗中，来访者会从更多的帮助中受益更多是很明显的。请记住，SST并不排除向来访者提供更多帮助。

关键点

在本章中我们详细介绍了如何实践基于REBT的SST方法，特别说明了来访者对他们主要的灵活/非极端的态度进行练习、以与这种态度一致的方式行事等活动，并随着时间的推移定期做这些活动的重要性。这些活动通常会在治疗师和来访者商定的行动计划中被详细说明。

100 KEY POINTS

理性情绪行为疗法：100个关键点与技巧

**Rational Emotive Behaviour Therapy:
100 Key Points & Techniques**

Part 10

第十部分

建立个人风格
以及专业性

95

当心神经质的认同

在一篇较早的却被忽略的重要文献中，保尔·霍克（Paul Hauck，1966）曾阐述心理治疗中被其称为神经性的同意（neurotic agreement）的理念。其中，他提到了这种治疗师共享来访者僵化/极端的态度的情境。也就是说，假如来访者谈论到丢掉自己的工作是一件非常恐怖的事情，而治疗师也相信丢掉自己的工作会非常恐怖时，那么在这一点上治疗师就很难对来访者有效运用REBT。

在心理治疗中存在这种神经质认同的一个线索就是，治疗师发现他们通常熟练使用的REBT实践出现了问题。治疗师可能会在来访者讨论让他们烦躁的东西时，巧妙地转换主题，或者在需要帮来访者检查僵化/极端的态度时踌躇不前。而有时候，当治疗师共享了来访者的僵化/极端的态度时，治疗师会有点太用力地鼓励来访者检查这些态度。这很可能是一种投射的体现，或治疗师因为讨厌持有如此态度的自己，从而讨厌这些让他们想起自己难以接受的态度的来访者。赫尔曼·海塞（Hermann Hesse），这位德国的作家、诗人曾说："如果你憎恶某人，你憎恶的是他身上那些在你身上也存在的东西，不存在于我们身上的东西是不会困扰我们的。"下面是一些治疗师可以在心理治疗中识别出神经质认同的方法。

（1）治疗师应注意那些使自己不安的感觉，或留意那些自己可能会因为有这些感受而感到羞愧的迹象；例如，治疗师可能发现自己会用很多种防御策略以保护自己不去体验这些感受。

（2）当治疗师怀疑有这种神经质认同存在时，听听治疗过程的录音。这时，要特别留意那些本能出现的防御行为。一旦发现了这些防御行为，就很容易去反思自己到底在排斥什么。为自己做这些毕竟有些困难，所以就算是一个经验非常丰富的REB治疗师，也应该不断地寻求督导。作为一个经验丰富的治疗师，并不自然而然地意味着在发现和解决自己的反治疗行为方面具有很高的自我觉察能力。

一旦治疗师识别出这种神经质认同的存在，并且无条件地接受了自己是和来访者一样会拥有僵化/极端的态度的人，接下来就是用REBT技巧去帮助自己。如果治疗师到达了这个阶段，那么就应该有能力这样做。

即使治疗师共享了来访者的僵化/极端的态度，但这并不必然表示治疗将会受到阻断。虽然治疗师持有和来访者同样的僵化/极端的态度，他们依然可以很好地工作。因此，治疗师还是可以帮助来访者检查并改变其歪曲的推断、破坏性行为等。就像我们在第11个关键点讨论的那样，去追寻态度的改变，无论出于什么原因，也准备好与这些改变可能不会发生达成和解。

关键点

治疗师应该去寻找自己神经质认同来访者的僵化/极端的态度的线索，并接受那个共享了来访者僵化/极端的态度的自己，然后去检查并改变自己的这些僵化/极端的态度。

96

定期寻求督导并参加 REBT/CBT 内部或外部的持续性专业发展活动

对 REB 治疗师来说，寻找持续的督导，并且参加相关的持续性专业发展活动是很重要的。

督导

REB 治疗师非常推崇治疗过程中录音的使用，重视治疗师和来访者之间真正发生了什么，所以督导行为经常是基于这些录音展开的（这些录音必须是经过来访者同意的）。当然了，针对一些个案的治疗计划的评估讨论也是非常有用的。

一般新手 REB 治疗师更容易从有经验的同事那里寻求督导，而有经验的 REB 治疗师则更倾向与水平相近的同辈治疗师互相督导。已故的鲁斯·韦斯勒（Ruth Wessler）和我（WD）大概是进行平辈督导时间最长的 REB 治疗师了，在这数十年间，我们把自己的治疗录音拿给对方来获得督导。

为了让督导的效用达到最大，提前做准备就很重要。提前回顾一下之前的治疗录音，把希望给督导播放的部分做个提示。身为督导，大家都能体会那种被督导者在督导开始之前还没有听过录音的状况有多么糟糕，所以这一点很重要。而这种行为有可能是被督导者对不适的非容忍态度的体现，或者可能是防备督导者察觉出什么的一种防御策略。如果是后者这种情况的话，可能预示着，被督导者对于获得督导的赞扬，或被认为是"有能力的"抱有僵化的态度，督导可以慢慢地探查这一点，只要不把督导过程变成个体治疗就行。

参加 REBT/CBT 内部或外部的持续性专业发展活动

在英国，为了获得专业注册以及资格凭证是需要累积一定数量的持续性专业发展（CPD）活动时长的。治疗师可以将参与这些活动看作日常活动，也可以看作一项挑战。我们建议治疗师将其看作后者，如果这样做的话，建议他们参加 REBT 和 CBT 领域之内以及领域之外的 CPD 活动。需要持续不断地去精进 REBT/CBT 的理由是显而易见的，特别是，CBT 是现今发展势头非常迅猛的一个领域，所以紧跟前沿是保持专业化以及治疗效果的重要手段。

而我们建议在 REBT/CBT 领域之外也要紧抓 CPD 的理由可能看起来不那么明显。其实这样做的原因有很多。首先，即使你是一名 REB 治疗师，但你是在一个充斥着各种不同观点的治疗或咨询行业工作，我们希望你拥有一个广博的视角，而不是只有你所处流派的狭隘视野。其次，重申一下我们是将 REBT 看作一种理论上一致的折中疗法。这就意味着你可以随意采用起源于其他疗法的技术，只要它和 REBT 理论是一致的就好（参见第88个关键点）。这样的话，参加这些其他取向的工作坊会让治疗师接触到一些别的技术，而治疗师可以将其修改以应用到自己的 REBT 的折中主义实践中。最后，去参加 REBT/CBT 领域之外的工作坊，也可以让治疗师见识一下心理治疗中的不同观点以及如何运用它们。这样做会拓宽治疗师对心理治疗的认识，并有助于建立起针对 REBT 理论和实践的自己的观点。

我（WD）在接受完 REBT 的培训后，又接受了贝克的认知疗法培训，之后和阿诺德·拉扎勒斯（Arnold Lazarus，1989）一起工作，他正在发展他的多模式治疗理念。之后我又在沃里克（Warwick）大学里参加了约翰（John）和玛西娅·戴维斯（Marcia Davis）开设的很棒的研究生课程，这个广泛而又兼收并蓄的课程让我接触到了有助于充实我作为 REB 治疗师的理念。

如果治疗师只是和与自己观点相同的人交流的话，很容易造成观点的闭塞，而生出一种我的观点很对的感觉，因而自鸣得意。如果治疗师和一些观点相似又有所不同的人做专业讨论的话，可以让自己保持敏锐，同时自己的观点也可以得到修正。这样的话，相较于只听到别人对治疗师观点的重复，治疗师更可能持久地对自己的工作保持热忱。

关键点

REB治疗师需要定期参加督导，以及参加REBT/CBT领域内外相关的持续性专业发展活动以促进自己的专业发展。特别是需要参加那些会给自己的思维带来挑战的活动。

97

定期转录和评估治疗过程

除了寻求外部的督导之外，我们还建议治疗师去做自我督导，可以采取下面这种形式：参考鲁斯·韦斯勒和理查德·韦斯勒（Wessler，Wessler，1980）书后附录的自我督导表去听自己治疗时的录音，这个清单不仅经典而且历久弥新。

另外，我（WD）还发现，定期转录随机挑选的治疗会谈，然后去评估自己在意向和技巧方面的每一个反应也是很有帮助的。我会特别注意反思在当时怎样的反应可以让我的反馈更有技巧些。这种针对治疗过程的高强度的细致分析是很耗时间的，所以很难常规进行。不过，在发现技巧不足、知识欠缺、策略考虑不足等方面，它可以提供重要的信息。每次我在做这种分析的时候都会感到很窘迫。但是，有时我也会认识到我不是一个那么差劲的REB治疗师。这些转录也可以用作寻求有经验的REBT同行督导时的资料。

另外，去学习一些更有经验的REB治疗师的转录文本也很有用。幸运的是，我们没有对出版这些转录文本保持沉默，我将读者引向*Albert Ellis Live*！（Dryden，Ellis，2003），*Growth through Reason*（Ellis，1971）以及*Daring to be Myself*（Dryden，Yankura，1992）。最后一篇文章中包含一个简短治疗的全部转录以及注释。

关键点

REB治疗师应定期转录治疗过程并评估干预的技巧性、适应性以及策略的有效性。

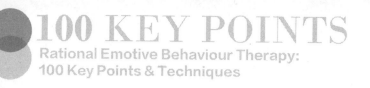

98

在生活中应用 REBT

虽然难以确定REB治疗师在自己的生活中将REBT用到了什么程度，但是从某种程度上来说，如果他们不用REBT的话那才奇怪。事实上，这是一个很好的保持REBT技巧熟练性的方法。在20世纪80年代中期，我（WD）曾用REBT处理过很多失业问题，以及我个人持续愤怒的问题。在后一点上，我相信自己有容易生气的遗传倾向，而且我自己没办法做些什么来避免它，我学着一旦认识到自己快要生气时就应用REBT技巧，以避免自己沉浸在愤怒的感受中。

同样在生活中我也将这些技巧应用于REBT早前所倡导的问题中，去帮助自己克服在公共场合讲话焦虑的问题。事实上，我觉得自己能够成为一名REB治疗师，正是因为我自身处理情绪问题的风格与REBT所倡导的风格有高度的一致性（Dryden，2002b）。

同时我们建议所有的REB治疗师都去找一位经验丰富的REB治疗师来做治疗，这样做的目的是：①发现自己可能都没有发现的自身盲点；②克服通过REBT的自我治疗没有解决的问题；③去感受在REBT治疗过程中作为来访者的感受。

多年来我（WD）与阿尔伯特·埃利斯进行了多次讨论，集中在理论和实践方面。在讨论中，我偶然地提到了一些自身的问题，并且在同他交谈的过程中得到了帮助。有时候，我可能会请求他将速度放慢一点，因为他的思维特别敏捷，总是能很快通过我所描述的内容看出是什么在困扰我。虽然我对于REBT的理论和操作也非常熟练，但还是发现自己跟不上他迅速而又精准的干预。

关键点

REB治疗师应尽可能多地在自身生活中运用REBT，同时，考虑一下从经验丰富的REB治疗师那里寻求个人治疗。

99

认真严肃地对待 REBT，但不可过于迂腐

关于心理健康，REBT 理论给人们的一个建议就是不要把对他们来说很重要的事情看得太过认真。成为一名 REB 取向治疗师的原因可能会有很多，可能包括：因为他觉得这是一个帮人们处理情绪和行为问题的行之有效的方法；因为就他自身来说这种疗法在实践过程中很适合自己。简而言之，REBT 是一种对其而言很重要的治疗手段，因此严肃地看待它对其而言是有益的。这意味着作为一个实操者，需要提高自己的技巧并更新知识，了解人们是如何被各种各样的问题困扰，以及如何帮助他们解决这些困扰。就像之前我们在第 96 个关键点提过的那样，CPD 训练是一个很好的严肃对待 REBT 的实践手段。

然而，不可过分迂腐地对待 REBT 也很重要。如果你把 REBT 看得过于严肃的话，就会陷入下面所提的这些危险之中。

（1）治疗师认为 REBT 在现存的疗法中是最有效的。然而事实上，贝克的认知疗法比 REBT 有更多的实证支持，而且这些年来 REBT 作为一种有效的疗法已经被归入 CBT 的范围之内。

（2）治疗师认为 REBT 是和人们共事的唯一有效方式。这是很荒谬的，而且与很多的实证证据相矛盾。当然了，如果治疗师非常僵化地看待 REBT 的话，会找到很多辩驳这些数据的方法以坚持他们那僵化的观点。

（3）在来访者没有被 REBT 帮到时治疗师会责备他们。像我们在第 81 个关键点说过的那样，阻碍来访者改变的原因可能会有很多。然而，如果治疗师太迂腐地看

待REBT的话，会觉得它是一种完美的治疗方法，并且所有用它的人都必然会得到帮助。因此，在他们那僵化的思维里，如果一个来访者不能从REBT中获益的话，那一定是他们的错。有一个很老的笑话和我们在这里所讲的情况很吻合，是关于一个教条的心理分析师。那个心理分析师曾说："心理分析之美就在于，就算来访者没有进步，你也知道自己在做正确的事。"在现实生活中，来访者没有从REBT中获益的原因有很多，但是如果把REBT看得太迂腐的话，被遮蔽的心灵是什么都看不到的。

（4）治疗师变得自满又懒于专业发展。如果治疗师过于认真地对待REBT，而且认为自己已经掌握如何有效应用该疗法的话，就会看不到有新知识可以学习。他们认为自己已经知道所有该知道的东西了！简而言之，过于迂腐地看待REBT让人变成了一个自满而又懒惰的治疗师，感觉没有适合他们的CPD了。什么意思呢？就是说就算他们必须要为了获得注册资格之类去参加这些活动，也只是做做表面文章，并且忽略掉那些和他们那狭隘的REBT视角所冲突的信息。

（5）治疗师会成为一个REBT黑洞。如果治疗师过于认真地对待REBT的话，会把注意力都放在REBT相关的事情上，并且过滤掉其他的事情。他们可能会一遍又一遍地看REBT文献，但不会去读和REBT不相关的书籍。他们的言论会局限于与REBT相关的事务，而当一些社会交往聚焦于非REBT的主题时，他们要么会感到无聊，要么会将REBT扯入对话之中。而当人们在一个非治疗的情境下谈到一些僵化/极端的态度时，他们也会强行用一种并不恰当的形式引入REBT。

当然了，如果治疗师能认真对待REBT，却又不那么过分的话，就会用一种健康的怀疑论的视角看待它：它是一种有着自身优点和缺陷的疗法。它需要更多的实证研究（目前在这一点上REBT有所欠缺），它是心理治疗领域里的一个重要流派，同时它又不是心理治疗的开端或终结，它也不是现存疗法中最有效的或唯一有效的一个。它要在21世纪很好地发展下去，同时需要内在的发展和外在的支持。

严肃认真地看待REBT，却又不过度，意味着治疗师会看到生活所提供的那些不涉及REBT的部分。这样的话，别人就不会把治疗师看作只有单维思想的个体而远离，而会因为治疗师是一个丰富多彩的个体来亲近治疗师。别人也不会如履薄冰，因为他们知道这个治疗师不会突然跳出来就他们所说的话进行分析。他们开始更喜欢这个治疗师，并且愿意和他相处！

关键点

REB治疗师务必要严肃对待REBT，但是一定不要太过迂腐，除非他想变成一个激进主义的REBT者而且失去朋友、远离人群。

100

在治疗和生活中形成自己的风格

一些新手REB治疗师在建立起自己有效的治疗风格之前，会去模仿阿尔伯特·埃利斯，这很容易理解。其实还有很多行之有效的REBT风格，去认真学习阿尔伯特·埃利斯建立的DVD资料库中的录像是很有价值的。在这一方面，我推荐一本由我们（WD）中的一位所著的一本书（Dryden，2002a），在里面会引导REB治疗师们概括出自己独特的REBT经验。

有些REB治疗师也会试图模仿埃利斯的工作模式，直到重病之前，埃利斯都遵循着一个非常繁重的工作时间表，而他本人是享受其中的，并且这个时间表在个性方面很适合他。但是对一些有着不同性格及生命的优先事件的治疗师来说，试图去模仿埃利斯这一点是一个很严重的错误，而且会潜在地损害健康。作为一名治疗师要了解自己、了解自己的个性、了解自己的兴趣以及偏好的工作模式并且照顾好自己。特别是，在两次治疗会面间要有短暂的休息，不要忽视自己身体及心理上的健康，不要忽略了去滋养所爱之人以及接受所爱之人的滋养。

用这样一种方式来结束这本有关REBT的书看起来有点奇怪，毕竟，REBT曾被描绘为一种温和专业里的强硬治疗手段（Weinrach，1995）。然而，既然REBT探寻着将健康人类机能的不同元素整合到其根基广阔的治疗手段之中，REB治疗师就没有理由不对自己采取一种温和的态度了。

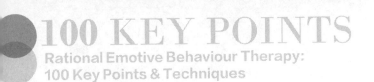

关键点

REB治疗师不要去尝试模仿阿尔伯特·埃利斯的治疗风格或工作模式，除非治疗师本人非常适合这些风格。无论是在治疗中还是生活中，做好自己，照顾好自己。

参考文献

Beck, A.T., Rush, A.J., Shaw, B.F., & Emery, G. (1979). *Cognitive Therapy of Depression*. New York: Guilford Press.

Bernard, M.E. (2018). Rationality in coaching. In M.E. Bernard & O.A. David (Eds.), *Coaching for Rational Living* (pp. 51–66). New York: Springer.

Bordin, E.S. (1979). The generalisability of the psychoanalytic concept of the working alliance. *Psychotherapy: Theory, Research and Practice, 16*, 252–260.

Brown, G.S., & Jones, E.R. (2005). Implementation of a feedback system in a managed care environment: What are patients teaching us? *Journal of Clinical Psychology, 61*, 187–198.

Budman, S.H., & Gurman, A.S. (1988). *Theory and Practice of Brief Therapy*. New York: Guilford Press.

Burns, D.D. (1999). *Feeling Good: The New Mood Therapy*. New York: Avon Books.

Burns, D.D., & Nolen-Hoeksema, S. (1991). Coping styles, homework assignments, and the effectiveness of cognitive-behavioral therapy. *Journal of Consulting and Clinical Psychology, 59*, 305–311.

Burns, D.D., & Nolen-Hoeksema, S. (1992). Therapeutic empathy and recovery from depression in cognitive-behavioral therapy: A structural equation model. *Journal of Consulting and Clinical Psychology, 60*, 441–449.

Colman, A. (2015). *Oxford Dictionary of Psychology. Fourth edition*. Oxford: Oxford University Press.

David, D., Montgomery, G.H., Macavei, B., & Bovbjerg, B. (2005). An empirical investigation of Albert Ellis's binary model of distress. *Journal of Clinical Psychology, 61*, 499–516.

DiGiuseppe, R. (1991). Comprehensive cognitive disputing in rational-emotive therapy. In M. Bernard (Ed.), *Using Rational-Emotive Therapy Effectively* (pp. 173–195). New York: Plenum.

DiGiuseppe, R.A., Doyle, K.A., Dryden, W., & Backx, W. (2014). *A Practitioner's Guide to Rational Emotive Behavior Therapy*. Third edition. New York: Oxford University Press.

DiGiuseppe, R., Leaf, R., & Linscott, J. (1993). The therapeutic relationship in rational-emotive therapy: Some preliminary data. *Journal of Rational-Emotive and Cognitive-Behavior Therapy, 11*, 223–233.

Dryden, W. (1979). Past messages and disputations: The client and significant others. *Rational Living, 14*(1), 26–28.

Dryden, W. (1985). Challenging, but not overwhelming: A compromise in negotiating homework assignments. *British Journal of Cognitive Psychotherapy, 3*(1), 77–80.

Dryden, W. (1986). Vivid methods in rational-emotive therapy. In A. Ellis & R. Grieger (Eds.), *Handbook of Rational-Emotive Therapy, Volume 2* (pp. 221–245). New York: Springer.

Dryden, W. (1987). *Current Issues in Rational-Emotive Therapy*. Beckenham: Croom Helm.

Dryden, W. (1989a). The use of chaining in rational-emotive therapy. *Journal of Rational-Emotive and Cognitive Behavior Therapy, 7*, 59–66.

Dryden, W. (Ed.). (1989b). *Howard Young – Rational Therapist: Seminal Papers in Rational-Emotive Therapy*. Loughton: Gale Centre.

Dryden, W. (Ed.). (1990). *The Essential Albert Ellis*. New York: Springer.

Dryden, W. (1991). *A Dialogue with Arnold Lazarus: 'It Depends'*. Buckingham: Open University Press.

Dryden, W. (Ed.). (1992). *Hard-Earned Lessons from Counselling in Action*. London: Sage.

Dryden, W. (1996). *Overcoming Anger: When Anger Hurts and When It Helps*. London: Sheldon Press.

Dryden, W. (1998). Understanding persons in the context of their problems: A rational emotive behaviour therapy perspective. In M. Bruch & F.W. Bond (Eds.), *Beyond Diagnosis: Case Formulation Approaches in CBT.* Chichester: Wiley.

Dryden, W. (2000). *Overcoming Anxiety.* London: Sheldon Press.

Dryden, W. (2001). *Reason to Change: A Rational Emotive Behaviour Therapy (REBT) Workbook.* Hove: Brunner-Routledge.

Dryden, W. (Ed.). (2002a). *Idiosyncratic REBT.* Ross-on-Wye: PCCS Books.

Dryden, W. (2002b). *Up Close and Personal.* Ross-on-Wye: PCCS Books.

Dryden, W. (2004). *Rational Emotive Behaviour Therapy Clients' Manual.* London: Whurr.

Dryden, W. (2006a). *Counselling in a Nutshell.* London: Sage.

Dryden, W. (2006b). *Getting Started with REBT: A Concise Guide for Clients.* Hove: Routledge.

Dryden, W. (2011). *Counselling in a Nutshell. Second edition.* London: Sage.

Dryden, W. (2013). *Rationality and Pluralism: The Selected Works of Windy Dryden.* Hove: Routledge.

Dryden, W. (2016). *Attitudes in Rational Emotive Behaviour Therapy: Components, Characteristics and Adversity-Related Consequences.* London: Rationality Publications.

Dryden, W. (2019a). *Helping Clients Deal with Adversity by Changing Their Attitudes.* Abingdon, Oxon: Routledge.

Dryden, W. (2019b). *Single-Session 'One-At-A-Time' (OAAT) Therapy: A Rational Emotive Behaviour Therapy Approach.* Abingdon, Oxon: Routledge.

Dryden, W. (2019c). *Single-Session Therapy: 100 Key Points and Techniques.* Abingdon, Oxon: Routledge.

Dryden, W. (2020a). Awfulizing: Some conceptual and therapeutic considerations. *Journal of Rational-Emotive and Cognitive-Behavior Therapy, 38,* DOI 10.1007/s10942-020-00358-z

Dryden, W. (2020b). *The Single-Session Counselling Primer: Principles and Practice*. Monmouth: PCCS Books.

Dryden, W., & Bernard, M.E. (Eds.). (2019). *REBT with Diverse Client Problems and Populations*. New York: Springer.

Dryden, W., & Ellis, A. (2003). *Albert Ellis Live!* London: Sage.

Dryden, W., & Neenan, M. (2004a). *Counselling Individuals: A Rational Emotive Behavioural Handbook. Fourth edition*. London: Whurr.

Dryden, W., & Neenan, M. (2004b). *A Rational Emotive Behavioural Approach to Therapeutic Change*. London: Sage.

Dryden, W., & Neenan, M. (2011). *Working with Resistance in Rational Emotive Behaviour Therapy*. Hove: Routledge.

Dryden, W., & Opie, S. (2003). *Overcoming Depression*. London: Sheldon Press.

Dryden, W., & Yankura, J. (1992). *Daring to Be Myself: A Case of Rational-Emotive Therapy*. Buckingham: Open University Press.

Dryden, W., Ferguson, J., & McTeague, S. (1989). Beliefs and inferences – a test of a rational-emotive hypothesis: 2. On the prospect of seeing a spider. *Psychological Reports, 64*, 115–123.

Eagly, A.H., & Chaiken, S. (1993). *The Psychology of Attitudes*. San Diego, CA: Harcourt Brace Jovanovich College Publishers.

Ellis, A. (1962). *Reason and Emotion in Psychotherapy*. Secaucus, NJ: Lyle Stuart.

Ellis, A. (Ed.). (1971). *Growth through Reason*. North Hollywood, CA: Wilshire Books.

Ellis, A. (1976). The biological basis of human irrationality. *Journal of Individual Psychology, 32*, 145–168.

Ellis, A. (1983). *The Case Against Religiosity*. New York: Institute for Rational-Emotive Therapy.

Ellis, A. (1989). Ineffective consumerism in the cognitive-behavioural therapies and in general psychotherapy. In W. Dryden & P. Trower (Eds.), *Cognitive Psychotherapy: Stasis and Change*. London: Cassell.

Ellis, A. (1991). The revised ABC's of rational-emotive therapy. *Journal of Rational-Emotive and Cognitive Behavior Therapy, 9*, 139–172.

Ellis, A. (2002). *Overcoming Resistance: A Rational Emotive Behavior Therapy Integrative Approach. Second edition.* New York: Springer.

Frank, J.D., & Frank, J.B. (1991). *Persuasion and Healing. Third edition.* Baltimore, MD: Johns Hopkins University Press.

Grieger, R. (1989). A client's guide to rational-emotive therapy (RET). In W. Dryden & P. Trower (Eds.), *Cognitive Psychotherapy: Stasis and Change.* London: Cassell.

Grieger, R. (2015). *The Couples Therapy Companion: A Cognitive Behavior Workbook.* New York: Routledge.

Hauck, P. (1966). The neurotic agreement in psychotherapy. *Rational Living, 1*(1), 32–35.

Hauck, P. (1975). *Overcoming Worry and Fear.* Philadelphia, PA: Westminster Press.

Hauck, P. (1980). *Calm Down.* London: Sheldon Press.

Hauck, P. (1991). *Depression.* London: Sheldon Press.

Hogg, M., & Vaughan, G. (2005). *Social Psychology. Fourth edition.* London: Prentice-Hall.

Hoyt, M.F., & Talmon, M.F. (2014). What the literature says: An annotated bibliography. In M.F. Hoyt & M. Talmon (Eds.), *Capturing the Moment: Single Session Therapy and Walk-In Services* (pp. 487–516). Bethel, CT: Crown House Publishing.

Jeffers, S. (1987). *Feel the Fear ... and Do It Anyway.* London: Century Hutchinson.

Kassinove, H., & Tafrate, R.C. (2002). *Anger Management: The Complete Treatment Guidebook for Practitioners.* Atascadero, CA: Impact.

Kopp, S. (1977). *Back to One.* Palo Alto, CA: Science and Behavior Books.

Lazarus, A.A. (1984). *In the Mind's Eye.* New York: Guilford Press.

Lazarus, A.A. (1989). *The Practice of Multimodal Therapy.* Baltimore, MD: Johns Hopkins University Press.

Lazarus, A.A., & Lazarus, C.N. (1991). *Multimodal Life History Inventory*. Champaign, IL: Research Press.

Leahy, R.L. (2001). *Overcoming Resistance in Cognitive Therapy*. New York: Guilford Press.

Leahy, R.L., Tirch, D., Napolitano, L.A. (2011). *Emotion Regulation in Psychotherapy: A Practitioner's Guide*. New York: Guilford Press.

Maultsby, M.C., Jr. (1984). *Rational Behavior Therapy*. Englewood Cliffs, NJ: Prentice-Hall.

Moore, R. (1983). Inference as 'A' in RET. *British Journal of Cognitive Psychotherapy*, 1(2), 17–23.

Murphy, J.J., & Sparks, J.A. (2018). *Strengths-Based Therapy: Distinctive Features*. Abingdon, Oxon: Routledge.

Neenan, M., & Dryden, W. (1999). Inference chaining. In M. Neenan & W. Dryden (Eds.), *Rational Emotive Behaviour Therapy: Advances in Theory and Practice*. London: Whurr.

Neenan, M., & Dryden, W. (2002). *Cognitive Behaviour Therapy: An A–Z of Persuasive Arguments*. London: Whurr.

Neimark, P. (1981). *Same Time Next Week? How to Leave Your Therapist*. Westport, CT: Arlington House.

Orne, M.T., & Wender, P.H. (1968). Anticipatory socialization for psychotherapy: Methods and rationale. *American Journal of Psychiatry*, 124, 1202–1212.

Rogers, C.R. (1957). The necessary and sufficient conditions of therapeutic personality change. *Journal of Consulting Psychology*, 21, 95–103.

Safran, J.D. (1993). The working alliance rupture as a transtheoretical phenomenon: Definitional and conceptual issues. *Journal of Psychotherapy Integration*, 3, 33–49.

Schneiman, R.S. (1993). RET and sudden infant death syndrome In W. Dryden & L. Hill (Eds.). *Innovations in Rational-Emotive Therapy*. Newbury Park, CA: Sage.

Talmon, M. (1990). *Single Session Therapy: Maximising the Effect of the First (and Often Only) Therapeutic Encounter*. San Francisco, CA: Jossey-Bass.

Weinrach, S.G. (1995). Rational emotive behavior therapy: A tough-minded therapy for a tender-minded profession. *Journal of Counseling and Development, 73*, 296–300.

Wessler, R.A., & Wessler, R.L. (1980). *The Principles and Practice of Rational-Emotive Therapy*. San Francisco, CA: Jossey-Bass.

Young, H.S. (1974). *A Rational Counseling Primer*. New York: Institute for Rational-Emotive Therapy.

Young, J. (2018). SST: The misunderstood gift that keeps on giving. In M.F. Hoyt, M. Bobele, A. Slive, J. Young, & M. Talmon (Eds.), *Single-Session Therapy by Walk-In or Appointment: Administrative, Clinical, and Supervisory Aspects of One-at-a Time Services* (pp. 40–58). New York: Routledge.

100 KEY POINTS

Rational Emotive Behaviour Therapy:
100 Key Points & Techniques

A

active-directive   主动 - 指导

adversity（A）   逆境

awfulizing attitudes   严重化的态度

B

basic attitude（B）   基本态度

C

cognitive behavior therapy（CBT）
认知行为疗法

cognitive disputing method
认知辩驳方法

cognitive-emotive dissonance
认知情绪失调

consequence（C）   结果

continuing professional development（CPD）
持续性专业发展

D

devaluation attitudes   贬低性的态度

discomfort tolerance attitudes
容忍不适的态度

discomfort intolerance attitudes
对不适的非容忍态度

disputing attitude（D）   辩证态度 / 态度

downward arrow technique
箭头向下技术

E

examination（E）   检查

exposure task   暴露疗法

F

flexible/non-extreme attitude
灵活 / 非极端的态度

译后记

《理性情绪行为疗法：100个关键点与技巧》（原著第二版）的翻译出版距今已近五年时间，该书的出版弥补了国内理性情绪行为疗法实操方面专业书籍的不足。作为译者，我一直关注着读者的反馈并反思翻译过程中存在的不足和遗憾，期待着有机会能够加以完善。在接到出版社翻译原著第三版（以下简称"第三版"）的邀约时便毫不犹豫地接受了这一任务。

第三版中，作者在将对REBT理论的深入思考与其临床实践相结合的基础上，不仅更新了相关概念，也调整了内容结构。

概念方面，作者基于对REBT理论中的概念内涵的理解，将"信念""理性"和"非理性"这些传统术语进行了更新：用"态度"一词代替"信念"来描述核心认知，用"灵活/非极端"和"僵化/极端"代替"理性"和"非理性"来描述"态度"。在理性情绪行为疗法的基础知识部分作者对改变这些概念的原因进行了详细的介绍。

内容方面，作者对100个关键点进行了更新和调整：去掉了原著第二版中的"让来访者进入最富有成效的治疗情境"和"允许来访者持有一段时间的非理性"，即第12和第51个关键点，补充了第九部分的两个关键点；结构方面，由原著第二版的九个部分更新为第三版的十个部分，将原来第八部分的创造性分为创造性Ⅰ（包括第86—92个关键点）和创造性Ⅱ（包括第93和第94个关键点），上述结构的调整，强调了在一次单元治疗/咨询中使用REBT的原理和方法。

对我们来说，新版的翻译修订也是一次再学习的过程。在接到出版社的邀约之后，我便和原著第二版的翻译合作者魏清照开始组建团队，在本次翻译中也增加了新的力量，中央财经大学应用心理专业的李晓旭和段羽佳两位同学加入了翻译团队，分别负责第一～三部分和第四～六部分的翻译修订。本人及魏清照负责其余部分的翻译及全书的统合工作。新的团队在充分阅读、理解和对比两版的基

100 KEY POINTS

Rational Emotive Behaviour Therapy:
100 Key Points & Techniques

础上，统一了专业名词、概念和理论的中文译法，通过查阅文献和请教心理治疗领域的专家，力求更加准确、专业地传达作者的思想。

感谢化学工业出版社对本人及翻译团队的信任，也特别感谢赵玉欣和王越两位编辑在第三版的翻译过程中不断地与我们沟通与协调，使本书翻译工作得以顺利完成并与读者见面！

在第三版的翻译过程中，我们再一次感受到了理性情绪行为疗法的魅力与广泛的应用价值，也钦佩两位作者不仅在临床工作中实践着REBT理论，更注重将实践经验加以凝练升华并形成著作传达给同行及心理学爱好者。这也是本人今后需要努力的方向。鉴于本人及翻译团队的能力有限，本次译文中仍不可避免存在偏差之处，还望各位读者不吝指正！

于泳红

2022年4月于北京